Tanja Diamantidis

Den Krebs bewältigen und einfach wieder leben

Die Autorin

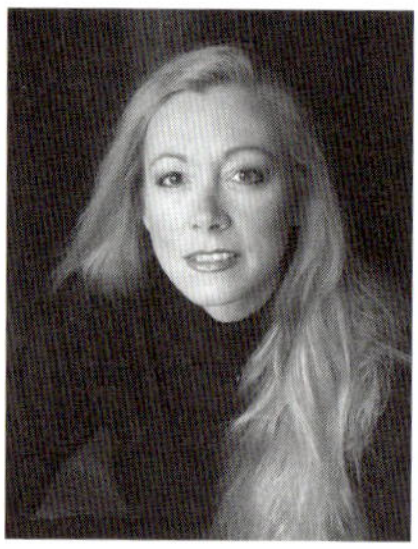

Tanja Diamantidis ist Diplom-Psychologin und seit 1999 als Psychoonkologin in der onkologischen Rehabilitationsklinik Bad Oexen in Bad Oeynhausen tätig. In Einzelgesprächen, Paar- und Gruppentherapien, Entspannungstrainings und Seminaren betreut sie Krebspatienten sämtlicher Krankheitsbilder und Altersgruppen bei der Krankheitsbewältigung. Frau Diamantidis hat die Weiterbildung Psychosoziale Onkologie (PSO, dapo) absolviert und ist zertifizierte Kursleiterin für Autogenes Training sowie für Stressbewältigungstraining. Sie ist aktives Mitglied der Deutschen Arbeitsgemeinschaft für Psychosoziale Onkologie (dapo ev).

Tanja Diamantidis

Den Krebs bewältigen und einfach wieder leben

- Wie Sie die Angst zurücklassen und Ihre Lebensziele wiederfinden

TRIAS

Bibliografische Information der Deutschen Bibliothek –
Die Deutsche Bibliothek verzeichnet diese Publikation in der Deutschen Nationalbibliografie; detaillierte bibliografische Daten sind im Internet über http://dnb.ddb.de abrufbar.

Programmplanung: Sibylle Duelli

Außenredaktion: Annerose Sieck

Umschlaggestaltung:
Cyclus · Visuelle Kommunikation, Stuttgart

Abbildungsnachweis:
Corbis: S. 96/97; Frau Diamantidis: S. 55/56, 75, 98; alle übrigen: Archiv der Thieme Verlagsgruppe

Umschlagfoto: C. Joerden

Wichtiger Hinweis:
Wie jede Wissenschaft ist die Medizin ständigen Entwicklungen unterworfen. Forschung und klinische Erfahrung erweitern unsere Erkenntnisse, insbesondere was Behandlung und medikamentöse Therapie anbelangt. Soweit in diesem Werk eine Dosierung oder eine Applikation erwähnt wird, darf der Leser zwar darauf vertrauen, dass Autor und Verlag große Sorgfalt darauf verwandt haben, dass diese Angabe **dem Wissensstand bei Fertigstellung des Werkes** entspricht. Für Angaben über Dosierungsanweisungen und Applikationsformen kann vom Verlag jedoch keine Gewähr übernommen werden. **Jeder Benutzer ist angehalten,** durch sorgfältige Prüfung der Beipackzettel der verwendeten Präparate und gegebenenfalls nach Konsultation eines Spezialisten festzustellen, ob die dort gegebene Empfehlung für Dosierungen oder die Beachtung von Kontraindikationen gegenüber der Angabe in diesem Buch abweicht. Eine solche Prüfung ist besonders wichtig bei selten verwendeten Präparaten oder solchen, die neu auf den Markt gebracht worden sind. **Jede Dosierung oder Anwendung erfolgt auf eigene Gefahr des Benutzers.** Autor und Verlag appellieren an jeden Benutzer, ihnen etwa auffallende Ungenauigkeiten mitzuteilen.

MVS Medizinverlage Stuttgart
GmbH & Co. KG
Oswald-Hesse-Str. 50
70469 Stuttgart
Printed in Germany

Satz: Fotosatz H. Buck, Kumhausen
Druck: Westermann Druck Zwickau GmbH

Gedruckt auf chlorfrei gebleichtem Papier.

ISBN 3-8304-3226-7 1 2 3 4 5

Einige Worte vorweg

Mit der Diagnose Krebs sind verwirrende heftige, oft bislang meist ungekannte Gefühle verbunden. Als Betroffene oder Betroffener stehen Sie der neuen Situation erst einmal ratlos gegenüber. Wie sollen Sie sich verhalten, was können Sie gegen ihre Ängste tun und wie reden Sie am besten mit Familie und Freunden über Ihre Erkrankung? Kehren Leistungsfähigkeit und Lebensfreude rasch wieder zurück und gelingt es Ihnen, neue Lebensziele zu finden? Im Dschungel der Gefühle stiften Ratschläge wie »denke positiv« oder »du musst den Krebs bekämpfen« oftmals größere Verwirrung als dass sie wirklich hilfreich sind.

Als Psychologin arbeite ich jährlich mit mehreren Hundert Tumorpatienten zusammen, die alle ganz unterschiedlich mit der Diagnose umgehen. Ich begleite sie während und nach ihrer Erkrankung und unterstütze sie, wenn die Akuttherapie nach der Erstdiagnose oder dem Rezidiv abgeschlossen ist und die Phase der Rehabilitation beginnt. In diesem Buch möchte ich einige meiner Patienten, die ich in den vergangenen Jahren betreut habe, anonym zu Wort kommen lassen, in der Hoffnung, dass Sie für Ihren Umgang mit der Erkrankung Anregungen erhalten. Vielleicht erkennen Sie sich in dem einen oder anderen Beispiel wieder und fühlen sich in Ihren Gefühlen bestätigt. Anderes mag Sie unter Umständen empören. Das ist normal. Jeder geht individuell mit der Erkrankung um.

Ich möchte Ihnen mit diesem Ratgeber konkrete Informationen und Hilfestellungen in Form von praktischen Übungen an die Hand geben, wichtige Fragen zur Krankheitsbewältigung beantworten und mit Angst erregenden Mythen aufräumen. Auf vieles können Sie selbst Einfluss nehmen. Ich möchte Sie auf dem Weg der eigenen Einflussnahme begleiten und wünsche mir, Sie zu motivieren, die Chancen zu erkennen und zu ergreifen, die sich Ihnen in dieser Phase bieten. Die Anregungen, die Sie hier finden, sind selbstverständlich keine Anweisungen, denn ein Patentrezept für den Umgang mit Krebs gibt es nicht.

Bad Oeynhausen, im Juni 2004 *Tanja Diamantidis*

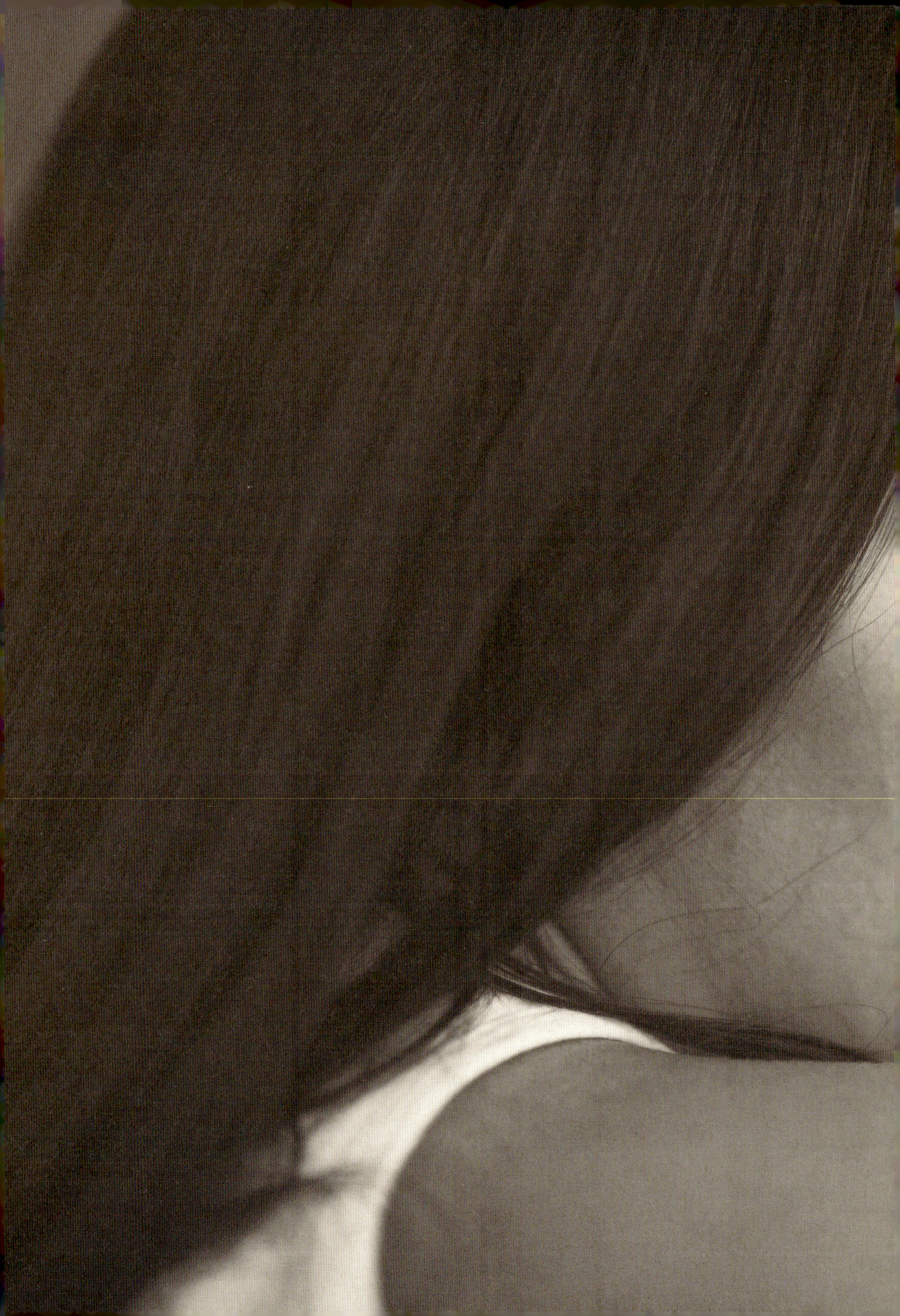

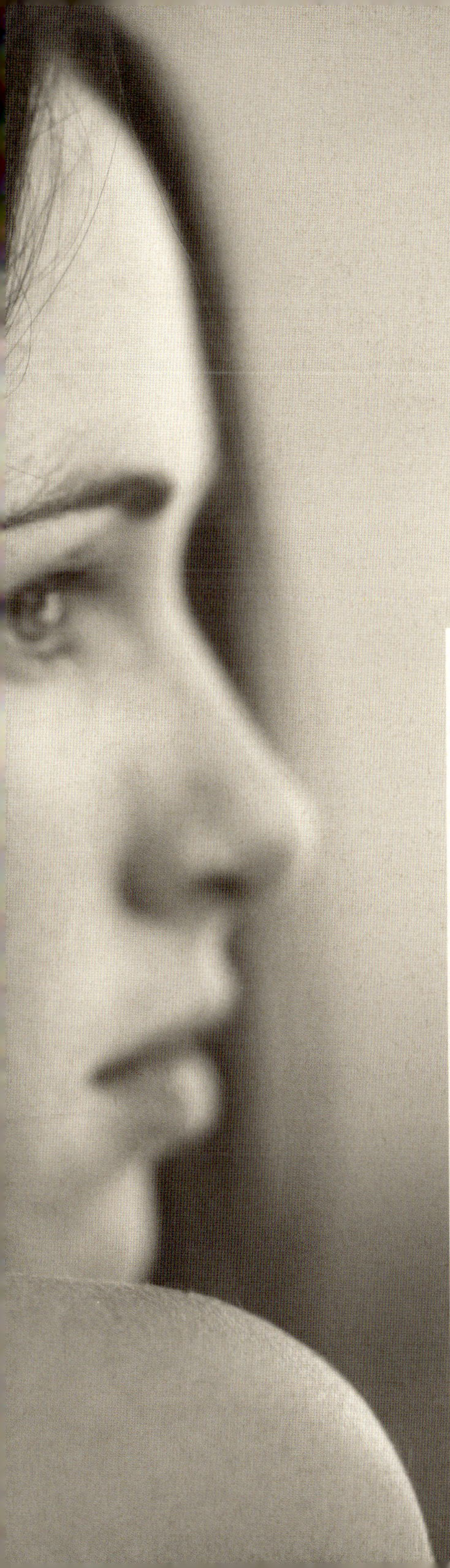

Strategien zur Krankheitsbewältigung

Ob im Sprechzimmer des Arztes, am Krankenhausbett oder möglicherweise sogar am Telefon: Die Diagnose Krebs bewirkt bei jedem Betroffenen einen emotionalen Ausnahmezustand. Wie es Ihnen gelingt, Strategien für die Bewältigung zu entwickeln, Platz zu schaffen für neue Gedanken und positive Gefühle und der Zukunft einen Raum zu geben, erfahren Sie im folgenden Kapitel.

Die Diagnose: Wie vor den Kopf geschlagen

Wie haben Sie persönlich die Mitteilung Ihrer Diagnose erlebt und woran erinnern Sie sich? Einige Betroffene erinnern sich mit Schrecken daran, wie bei dem Satz »Sie haben Krebs« ein horrorartiges Gefühl von Kälte in ihnen hoch kroch und ihren Körper langsam in einen verkrampften, schrillenden Alarmzustand versetzte. Viele fühlen sich durch die Mitteilung wie vor den Kopf geschlagen. Sie sind bewegungsunfähig, schauen an die Zimmerdecke oder fixieren einen Punkt auf dem Schreibtisch des Arztes und spüren, wie sich Watte um ihren Kopf legt, wie sie durch einen Tunnel alles nur noch aus weiter Ferne mitbekommen. Andere empfinden sich als Zuschauer eines Films oder haben den Eindruck, neben sich zu stehen und sich und den Arzt während des Gespräches zu beobachten. Manche Patienten sitzen still auf ihrem Stuhl, spüren innere Leere und versuchen, sich auf die Worte des Arztes zu konzentrieren. Gleichzeitig macht sich ein Gefühl von Unwirklichkeit breit, ein ungläubiges Erstaunen und Gedanken wie »Ich habe Krebs … nein. Das ist nicht wahr. Das kann nicht stimmen! Der kann mich gar nicht meinen« kommen hoch. Viele Betroffene spüren, wie unkontrolliert die Tränen fließen, bis sie weinend zusammenbrechen. Tausende Gedanken schwirren durch den Kopf: »Wie geht es jetzt weiter? Muss ich jetzt sterben?« Und immer wieder die erneute innere Feststellung: »Ich habe Krebs.«

Ich kann mich nicht mehr genau erinnern …

»Ich glaube, ich habe den Tag, als der Arzt mir die Diagnose mitteilte, verdrängt. Ich kann mich gar nicht mehr genau daran erinnern, was der Arzt zu mir gesagt hat oder ob ich Fragen gestellt habe. Alles, woran ich mich erinnere ist, dass draußen vor dem Fenster ein Vogel in einem Baum laut vor sich hinzwitscherte und sein Lied sang. Nach dem Gespräch ging ich nach Hause und fing an, meine Bügelwäsche zu erledigen. Dann habe ich mir etwas zu essen gemacht. Ich weiß nicht mehr, was ich die ganze Zeit über gefühlt habe, ich war wie leer. Erst am nächsten Morgen, als meine Schwester anrief, um sich zu erkundigen, wie das Gespräch beim Arzt gelaufen war, brach ich in Tränen aus. Da schwappte die ganze Verzweiflung und Angst wie in einer Welle über mich und riss mich mit sich.«

Patientin, 68 Jahre, nach Brustkrebs

Wie Sie persönlich Ihre Diagnose aufgenommen haben, kann sich erheblich vom Erleben anderer Betroffener unterscheiden. Überdies ist es wahrscheinlich, dass Sie in den Wochen und Monaten nach der Diagnose eine ganze Bandbreite intensiver Emotionen erfahren.

Typisch bei der Verarbeitung einer Tumorerkrankung ist, dass die Gefühle schwanken: von Hoffnungslosigkeit, Resignation, Verzweiflung und Traurigkeit über Angst, Panik und Wut bis hin zu Hoffnung, Optimismus, aktivem Kampfgeist oder sogar gelassener Akzeptanz und innerer Gleichgültigkeit. Dieser rasante Gefühlswechsel ist für die Betroffenen selbst und für ihr Umfeld sehr anstrengend und manchmal schwer auszuhalten.

Für Betroffene und Angehörige gleichermaßen schwer ist das Auf und Ab der Gefühle nach der Diagnose Krebs.

Bin ich verrückt?

Meist sind Betroffene darüber verunsichert, welche Gefühle angemessen und zulässig sind. »Warum verhalte ich mich so unkontrolliert und könnte immerzu weinen? Heißt das, dass ich depressiv bin? Darf ich denn überhaupt traurig sein oder hat der Krebs dann eine größere Chance anzugreifen?« – »Heute morgen war ich doch noch so voller Zuversicht und Hoffnung, warum plagen mich jetzt wieder so schlimme Ängste? Mein Mann sagt mir ständig, dass es nicht normal ist, nach so langer Zeit immer noch so große Ängste zu haben.«

Patienten fragen mich häufig, ob die Gefühlsausbrüche, die sie erleben, Anzeichen dafür sind, dass sie verrückt werden. Falls Sie sich das auch schon gefragt haben sollten: Verrückt sind Sie in der Tat, wenn auch nicht in der üblichen Wortbedeutung, sondern »verrückt« im Sinne von »herausgerückt« aus Ihren sonstigen Lebenserfahrungen hinein in einen ganz neuen Erlebensbereich.

Sie sind nicht verrückt, allenfalls »herausgerückt« aus Ihrem bisherigen Erlebensbereich.

Um es gleich ganz deutlich zu sagen: Alle diese Emotionen haben ihre Berechtigung. Auch (und gerade) die negativen Gefühle. Wir werden später darauf zurückkommen.

Was heißt eigentlich Krankheitsbewältigung?

Im Vordergrund steht dabei, wie Sie mit den durch die Krankheit bedingten Belastungen, Gefühlen und Gedanken zurechtkommen. Der Umgang mit Ängsten nimmt hier eine ebenso zentrale Rolle ein wie Ihre Fähigkeit, sich an die Veränderungen, welche die Erkrankung mit sich bringt, anzupassen. »Zurechtkommen« heißt hier keineswegs, dass Sie nicht traurig oder ängstlich sein dürfen. Ganz im

Gegenteil. »Zurechtkommen« bedeutet ganz einfach das ausgewogene Verhältnis zwischen den Belastungen auf der einen und den Ressourcen sowie den Strategien auf der anderen Seite. Der Begriff »Strategien« umfasst die gedanklichen, gefühlsmäßigen oder verhaltensmäßigen Umgangsweisen und Stile, die sie unbewusst oder bewusst anwenden, um mit den Veränderungen fertig zu werden. Es ist also durchaus möglich, dass Sie sich sehr belastet fühlen, oft traurig sind, weinen müssen, an Ängsten vor Wiedererkrankung leiden und gleichzeitig, nach psychoonkologischen Maßstäben, »gut mit dem Krebs zurechtkommen«.

Möglicherweise sind Sie in der Lage, gut mit der Diagnose Krebs umzugehen, weil Sie viele günstige Strategien benutzen und auf Ressourcen zurückgreifen können, d. h. auf Reserven im persönlichen, sozialen, partnerschaftlichen Bereich, die hilfreich sind (resource = Englisch für »Hilfsquelle, Hilfsmittel, Fähigkeit, sich zu helfen«). Da sich Art und Schwere der Belastungen in der Krankheitssituation und die Verfügbarkeit von Ressourcen meist ständig verändern, wird Krankheitsverarbeitung als ein Prozess beschrieben, der Ihnen aufgrund seines ständigen Wandels immer wieder neue Bewältigungsstrategien abverlangt.

Was ist Psychoonkologie?

Der Begriff Onkologie umfasst alle wissenschaftlichen Disziplinen, die sich mit Krebs befassen. Der Begriff Psychoonkologie bezieht sich daher auf alle seelischen Faktoren, die mit einer Krebserkrankung zusammenhängen können. Die wichtigsten Themen der wissenschaftlichen Psychoonkologie sind die Frage nach psychischer Mitverursachung der Krebserkrankung und die Suche nach psychosozialen Faktoren, die den Krankheitsverlauf und die Lebensqualität beeinflussen.

Die Rolle individueller Faktoren

Wie Sie mit der Diagnose Krebs umgehen, hängt zunächst von Faktoren ab, die nicht unmittelbar etwas mit Ihrer Erkrankung zu tun haben. Die eigene Persönlichkeit sowie die Erfahrungen, die Sie bislang mit schwierigen Situationen gemacht haben, sind hier zu nennen: Wie sind Sie als Kind an die Lösung von Problemen herangeführt worden und welche Erfahrungen haben Sie dabei gemacht? Welche schwierigen Lebensereignisse oder Krisen mussten Sie schon bewältigen und wie erfolgreich waren Sie dabei? Sind Sie eher ein Typ, der vor neuen und schwierigen Aufgaben resigniert oder jemand, der diese als Herausforderung betrachtet?

Die Art der Verarbeitung wird außerdem von Ihrer derzeitigen Lebenssituation beeinflusst. Besonders wichtig sind der Rückhalt in Familie und Partnerschaft: Erfahren Sie in schweren Zeiten Unterstützung durch Ihre Familie oder haben Sie schon lange keine Eltern mehr und den Kontakt zu den Geschwistern seit Jahren verloren? Leben Sie in fester Partnerschaft oder sind Sie verwitwet; vielleicht gerade in Trennung lebend? Haben Sie einen Partner, der Sie unterstützt oder eher noch zusätzlich belastet? Sind Sie in ein stabiles Netzwerk eingebettet, auf das Sie sich verlassen können? Gibt es Menschen, mit denen Sie reden können, die Ihnen helfen und zuhören? Wie ist das Vertrauensverhältnis zu Ihren Ärzten?

Nicht nur der Rückhalt in Familie und Partnerschaft ist für die Verarbeitung der veränderten Lebenssituation wichtig. Ein Netzwerk aus Freunden macht das Chaos der Gefühle erträglicher.

Gibt es es noch andere Belastungen in Ihrem Leben?

Eine wichtige Rolle beim Verarbeitungsprozess spielen Belastungen, die Sie unabhängig von Ihrer Tumorerkrankung zu tragen haben: Sind Sie Diabetiker oder Herz-Patient? Besteht seit längerem eine Depression? Müssen Sie Ihren kranken Mann pflegen oder Ihre Kinder allein erziehen? Haben Sie Ihre Arbeitsstelle verloren und damit finanzielle Sorgen? Hatten Sie kürzlich einen Trauerfall in der Familie? Die Antworten auf all diese Fragen haben einen Einfluss darauf, wie Sie die jetzige Situation erleben und mit ihr umgehen.

Entscheidend für die Bewältigung sind natürlich auch Art und Schwere Ihrer Krebserkrankung, die seelisch-körperliche Belastung durch die erhaltenden Behandlungen sowie durch Neben- und Nachwirkungen wie Schwäche, Müdigkeit und Schmerzen.

Bewältigungs- oder Coping-Strategien

Psychologen und Ärzte in der wissenschaftlichen Psychoonkologie haben es sich zur Aufgabe gemacht herauszufinden, welche Arten von Krankheitsverarbeitungen sich unterscheiden lassen. Die Rede ist hier von so genannten Bewältigungs- oder »Coping«-Strategien (to cope with = Englisch für »umgehen mit, fertig werden mit«). Obwohl Betroffene ihrer Krebserkrankung individuell begegnen, gibt es einige Bewältigungs- oder Copingstile, die immer wieder angewendet werden. Sind die Muster bekannt, nach denen Sie als Betroffener handeln, lässt sich leichter beurteilen, ob ein Bedarf an psychoonkologischer Unterstützung besteht, ob Sie Ihr Repertoire vorhandener Strategien erweitern müssten und welche psychologischen Interventionen (Behandlungen) hilfreich sein könnten, damit Sie sich wohler fühlen. Voraussetzung ist natürlich Ihr Wunsch als Betroffener sowie die Berücksichtigung Ihrer Ressourcen und Ihrer aktuellen Lebenssituation.

Ich werde im Folgenden einige Copingstile vorstellen.

Selbstanschuldigung

Viele Betroffene sehen die Ursache ihrer Erkrankung im eigenen Versagen.

Betroffene machen sich selbst dafür verantwortlich, dass Sie krank geworden sind. Sie fühlen sich schuldig. Die eigene Person, frühere Gefühlszustände und Verhaltensweisen werden angezweifelt und angeklagt. In der Erkrankungssituation deuten Patienten Gefühle von Antriebslosigkeit und Traurigkeit als eigenes Versagen. Auch Therapiemisserfolge oder Wiedererkrankungen werden der eigenen Person angelastet.

Fremdanschuldigung

Andere Menschen oder die früheren Lebensumstände werden für das Entstehen der Erkrankung verantwortlich gemacht und beschuldigt. Auch werden andere Menschen für das eigene Befinden in der Erkrankungszeit verantwortlich gemacht.

Hoffnungs- und Hilflosigkeit

Mit großer Hilflosigkeit auf die Erkrankung zu reagieren, dauerhaft das Gefühl zu haben, nichts bewegen zu können und keine Hoffnung auf Gesundung mehr in sich zu spüren, prägen diesen Stil. Betroffene neigen häufig zu sozialem Rückzug und Selbstaufgabe.

Ängstliche oder depressive Verarbeitung

Angst vor Wiedererkrankung und große Traurigkeit stehen im Vordergrund. Betroffene fühlen sich, als hingen sie in einem schwarzen

Loch. Auch diese Strategie kann mit Isolation einhergehen und dauerhaft zur Selbstaufgabe führen. Sie ist oft mit einer zu negativen Sicht der eigenen Prognose verbunden. Der Erkrankte beurteilt seine Fähigkeit zu gering, das eigene Wohlbefinden und die Lebensqualität günstig beeinflussen zu können.

- **Verleugnung und Vermeidung**

Alles, was an die Krankheit erinnern könnte, wird gemieden: Gespräche über Krebs, Informationen durch Ärzte oder Medien. Mit dieser Haltung erreicht der Betroffene das Gefühl, es gäbe die Krankheit gar nicht. Er verdrängt den Krebs auf eine ungesunde Art, eine emotionale Auseinandersetzung findet nicht statt. Diese Strategie kann dann gefährlich werden, wenn der Betroffene aufgrund dieser Einstellung Therapien abbricht oder nicht mehr zu Nachsorgeuntersuchungen geht.

- **Bagatellisieren und Wunschdenken**

Die Bedrohlichkeit der Erkrankung wird heruntergespielt, der Krebs mit einer Grippe verglichen, die man schließlich auch übersteht. Die eigene Prognose ist unrealistisch und überzogen positiv. Ähnliche Gefahren wie bei der Vermeidung.

- **Unterdrückung von Gefühlen**

Emotionale Reaktionen auf die Erkrankung finden statt, werden aber nicht mitgeteilt. Ängste und Depression suchen sich andere Wege hoch zu kommen. Betroffene mit dieser Bewältigungsstrategie konsumieren häufig Alkohol, Drogen oder Medikamente (Schlaf- und Angst lösende Mittel). Auf diese Weise spüren sie ihre heftigen Gefühle weniger stark oder gar nicht.

Um die heftigen Gefühle gar nicht erst hochkommen zu lassen, betäuben sich Krebskranke häufig mit Alkohol, Drogen und Medikamenten.

- **Akzeptanz**

Man nimmt die Krebserkrankung als schicksalhaft an. Grübeln und Zweifel sind bei dieser Art des Umgangs gering ausgeprägt.

- **Religiöser Glaube**

Betroffene beten viel, finden Sicherheit in religiösen Ritualen und suchen das Gespräch mit Gott. Sie nehmen Kontakt zu Priestern und Glaubensgemeinschaften auf. Häufig wird diese Strategie von erhöhter Sinnsuche und großem Vertrauen in das Schicksal begleitet und ist deshalb mit hoher Akzeptanz verbunden.

Aktiver problemlösungsorientierter Bewältigungsstil

Wer es gewohnt ist, Alltagsprobleme tatkräftig zu meistern, wird auch die Krankheit aktiv zu bewältigen versuchen.

Wer diese Strategie gewählt hat, versucht alles zu tun, um mit den im Krankheitsverlauf entstandenen Problemen fertig zu werden. Dazu gehören Gespräche mit Ärzten, die engagierte Suche nach Informationen, aber auch die Fähigkeit, Hilfe anzunehmen, wenn eigene Kräfte nicht ausreichen. Aktiv bedeutet hier nicht blinder Aktionismus, sondern die aktive Suche nach einer Lösung. Während Sie diesen Ratgeber lesen, wenden Sie diese Bewältigungsstrategie an.

Die Entwicklung von Kampfgeist

Diese Strategie zeichnet sich dadurch aus, dass Betroffene einen starken Glauben in die eigene Kraft und großes Vertrauen in den eigenen Einfluss auf den Krankheitsverlauf setzen. Geht sehr oft mit dem problemlösungsorientiertem Stil einher.

Gefühlsorientierter Umgang

Gefühle zulassen und mit anderen Menschen darüber reden – auch das kann helfen.

Verzweiflung und Tränen zulassen, die eigenen Ängste spüren und mitteilen, über Gefühle von Traurigkeit und Depression mit anderen Menschen reden: Das sind Merkmale dieser Bewältigungsstrategie. Betroffene erleben sie meist als entlastend. Häufig ist sie aber auch mit der Angst verbunden, ganz im schwarzen Loch zu versinken, wenn man die Tür zu den Gefühlen einmal geöffnet hat oder mit dem Gefühl, in den Augen anderer als Versager dazustehen.

Gesunde Verdrängung und Ablenkung

Betroffene suchen bewusst oder unbewusst Abstand von der Erkrankungssituation und lenken ihre Aufmerksamkeit auf angenehme Dinge. Mit dieser Strategie geht häufig die Verunsicherung einher, ob so etwas gestattet sei.

Welches ist die beste Strategie?

Stellt man die Frage, welche Strategie am besten ist, muss man unweigerlich fragen: »Am besten wofür?« Die beste Strategie, um nicht wieder krank zu werden? Um eine fortgeschrittene Erkrankung aufzuhalten? Um den Krankheitsverlauf günstig zu beeinflussen oder die Überlebenszeit zu verlängern? Oder die beste Strategie, um sich wohl zu fühlen?

In der Tat fragen Patienten häufig, wie sie am besten mit der Krankheit umgehen können, um nicht wieder zu erkranken. Auch der Einfluss durch die Angehörigen spielt hier eine große Rolle. Die Vorstellung, dass man es mit seinen Gedanken selbst in der Hand hat, die eigene Genesung zu beeinflussen, lässt sie hoffen. Konkrete Hoffnungen in der Zeit der Erkrankung sind ein wichtiges Gut und in diesem Fall bestärken sie viele Angehörigen, vehement darauf zu drängen, dass eine bestimmte Denkweise eingehalten wird. »Du musst kämpfen, dann kriegt der Krebs dich nicht unter.« – »Du musst positiv denken, dann wirst du auch wieder gesund«. Oder sogar: »Es ist kein Wunder, dass du wieder krank wirst, wenn du immer so negativ denkst.« – »Wenn du dich weiter so hängen lässt, dann wirst du irgendwann wieder krank.«

Lassen Sie sich von Angehörigen und Freunden nicht unter Druck setzen. Sie haben das Recht, sich gehen zu lassen, wenn Ihnen danach zumute ist.

Die Macht der Gedanken

Zahllose Bücher aus der Psychoszene berichten von der Macht der Gedanken und der Wirkung der inneren Einstellungen auf das Überleben von Krebsbetroffenen. Sie unterstützen damit solche Ansätze von Angehörigen. Obwohl diese es durchaus gut meinen, kann die Wirkung verheerend sein: Krebspatienten werden durch derartige Sätze sehr unter Druck gesetzt. »Was ist, wenn ich es gar nicht schaffe, positiv zu denken? Wie geht positives Denken überhaupt?« Für jemanden, der sich gerade in einem tiefen schwarzen Loch befindet, klingt der Vorschlag, er möge doch aufhören, traurig zu sein und anfangen, positiv zu denken und zu kämpfen genauso paradox und unmöglich, als würden Sie einem Nichtschwimmer mit den Worten ins tiefe Becken stoßen: »Und jetzt schwimme!« Dazu kommt die Scham der Patienten über die scheinbare Unfähigkeit, das zu empfinden, was anscheinend in dieser Situation das angemessene und richtige, auf jeden Fall, das geforderte Verhalten ist. Betroffene spüren zwar häufig intuitiv, dass es in krassem Gegensatz zu den eigenen, gerade vorhandenen Gefühlen steht, jetzt plötzlich optimistisch und aktiv zu werden. Andererseits glauben sie aber meist selbst daran, dass sie sich falsch verhalten. Die Angehörigen, die Bekannten, die Medien und die (vermeintlichen)

Fachleute zu Hause können sich doch nicht so irren, oder? Das verstärkt noch die Angst, den eigenen Krankheitsverlauf negativ zu beeinflussen. Zusätzlich steigt der Druck, sich selbst positiv zu polen. Es ist höchste Zeit, Sie mit Fakten zu entlasten.

Bleibe ich eher gesund, wenn ich kämpfe oder den Krebs verleugne?

Der persönliche Umgang mit Krebs hat keinen Einfluss auf Genesung, Überleben oder Wiedererkrankung.

Die Psychoonkologie beschäftigt sich mit der Frage, ob der Umgang mit der Erkrankung einen Einfluss auf das Überleben oder die Rezidivhäufigkeit hat (Rezidiv = lat. für »Wiedererkrankung«). So untersuchte man, ob Patienten, die im Umgang mit dem Krebs einen starken Kampfgeist entwickeln, weniger häufig wieder erkranken und länger leben als solche mit eher ängstlich-depressivem Verhalten. Ähnliche Untersuchungen führte man bezüglich weiterer Bewältigungsstrategien durch: Wirkt es sich auf den Krankheitsverlauf positiv aus, wenn Patienten bevorzugt ihre Erkrankung »verleugnen«? Wie beeinflusst ein »hoffnungsloser« Umgang die Dauer des Überlebens im Gegensatz zu einem »aktiv problemlösungsorientierten« Verhalten? Und wie wirkt sich ein »gefühlsorientiertes« oder ein »fatalistisches« Coping aus?

Vor allem der »Kampfgeist« galt seit den 80er-Jahren als Vorreiter in der Liste der besten Strategien im Umgang mit Krebs. Forscher fanden heraus, dass eine kämpferische Einstellung sich günstig auf das Überleben auswirkt. Möglicherweise hat das die Vorstellung mit geprägt, Betroffene müssten nur kämpfen, um mit dem Krebs gut zurechtzukommen. Bei ähnlichen Untersuchungen kamen jedoch unterschiedliche Ergebnisse zutage. Um einen endgültigen und eindeutigen Beleg zu erbringen, müssen Ergebnisse von wissenschaftlichen Überprüfungen jedoch immer gleichartig ausfallen.

Kein Einfluss auf den Krebs

Davon sind wir allerdings weit entfernt. Einerseits ist das enttäuschend, denn die Hoffnung dieser Forschungsrichtung ist natürlich, eine Strategie zu finden, die das Überleben sichert. Fände man heraus, welcher Umgangsstil eine Wiedererkrankung unwahrscheinlicher machte, hätte man ein konkretes Ziel: Patienten könnten diese Art der günstigen Bewältigung in Gruppen, Kursen oder Einzeltherapien lernen, um ihre Überlebenschancen zu verbessern und ihren Krankheitsverlauf günstig zu beeinflussen. Andererseits ist die Tatsache, dass sich die Frage nicht beantworten lässt, auch ein Heil für Krebspatienten. Stellen Sie sich vor, Patienten brächten nicht Lebensalter, Sprache, Intelligenz oder benötigte Lernfähigkeit mit, um die »goldene Strategie« zu erlernen oder würden sich dieser gar verweigern. Wie hoch wäre der Druck auf den Patienten, wie unerträglich die empfundene Schuld im Falle des Versagens!

Was bedeutet das konkret für Sie als Betroffenen? Ganz einfach. Sie müssen nicht befürchten, dass Ihr persönlicher Umgang mit der Erkrankung – aktiv, kämpferisch, positiv denkend, verdrängend oder depressiv – Ihr Tumorleiden wiederbringt oder körperlich verschlimmert. Wenn die Suche nach den »besten« Verarbeitungsstrategien nicht auf das Ziel des Überlebens ausgerichtet sein kann, dann wären die besten Strategien demnach solche, die Ihnen ein möglichst hohes Wohlbefinden ermöglichen.

Wählen Sie bei der Auseinandersetzung mit Ihrer Krankheit Strategien, die Ihrem Wohlbefinden dienlich sind.

Eine Strategie ist gut, wenn sie gut klappt

Die psychoonkologische Forschung geht derzeit nicht davon aus, dass es die eine beste Strategie gibt. Was es jedoch gibt, sind Strategien, die sich günstig auf eine gelungene Krankheitsbewältigung (im Sinne von Wohlbefinden) auswirken. Die aktive Herangehensweise gehört genauso dazu wie die Fähigkeit, die Krankheit zu akzeptieren und emotionale und soziale Unterstützung zu erwirken. Ebenso wichtig ist das Gefühl, sein persönliches Leben und die Erkrankung positiv beeinflussen zu können.

Günstige Strategien sind immer auf Ihr individuelles psychisches Wohlbefinden ausgerichtet. Allerdings wählen Betroffene in bestimmten Krankheitsphasen häufig Strategien, die unter »normalen Umständen« nicht unbedingt das eigene Wohlbefinden fördern. Was heißt das? Patienten müssen in einigen Phasen ihrer Krankheitsverarbeitung an Strategien festhalten, die vielleicht eher ungünstig sind, um diese Zeit einigermaßen heil zu überstehen. So beispielsweise die Patientin, die im Krankenhaus Ärzte und Krankenschwestern durch ihre lauten Beschuldigungen, sie würden sie falsch behandeln, auf Distanz hält. Möglicherweise gerät sie in eine Isolation, die auf Dauer ungünstig für ihr Wohlbefinden wäre. In dem konkreten Moment verschafft die Strategie der Fremdanschuldigung ihr jedoch die Ruhe, über das, was gerade geschieht, nachzudenken. Gleichzeitig kann sie durch die Beschimpfungen anderer die Angst, die sie in sich trägt, als Wut verpackt nach außen schreien. Das bewirkt zum einen, dass sie die Wut nicht gegen sich selbst richten muss und zum anderen, dass sie anstelle des »unsichtbaren Feindes Krebs« einen konkreten und sichtbaren Feind Arzt oder Pfleger »angreifen« kann.

Wer die Strategie der Fremdanschuldigung einsetzt, kann seine Angst – in Wut verpackt – nach außen schreien.

Wer so handelt, fühlt sich weniger ohnmächtig, macht aufmerksam und erreicht, dass man seine Bedürfnisse erfüllt. Die Strategie der Fremdanschuldigung ist also durchaus erfolgreich, wenn man auch diese Art des Umgangs mit anderen, landläufig nicht mit »Wohlbefinden und hoher Lebensqualität« in Verbindung bringen würde. Die Antwort auf die Frage, welche Strategie denn am besten sei, muss also lauten: Eine Strategie ist gut, wenn sie gut klappt.

Ist es schlecht, den Krebs zu verdrängen?

Bei Krebskranken betrachtet man die Verdrängung als einen gesunden Abwehrmechanismus der Psyche, Gedanken und Gefühle zu verhindern, die unweigerlich durch den Krebs entstehen. Wir haben es hier nicht mit unrealistischen Ängsten oder unterdrückten Erlebnissen aus einer fehl geleiteten kindlichen Entwicklung zu tun, sondern mit psychischen Reaktionen auf eine real existierende Bedrohung. Da sich diese nicht direkt bekämpfen oder durch gedankliches Wiedererleben auflösen lässt, würde eine ständige Auseinandersetzung mit ihr bedeuten, dass der Betroffene nie zur Ruhe käme und permanent seiner Angst ins Auge blicken müsste. Das wäre kaum auszuhalten. Aus diesem Grund wertet man die Verdrängung hier anders, nämlich als eine Strategie des gesunden und beschützenden Anteils unserer Psyche, die uns dazu befähigt, die realen Bedrohungen der Erkrankung ab und zu auszuschalten.

Ablenkung als eine Form der Verdrängung schiebt bedrohliche Gedanken zur Seite.

Dies kann, wie gerade beschrieben, unbewusst, also ohne Einsatz unseres Willens erfolgen. Die Verdrängung kann jedoch auch von Betroffenen bewusst eingesetzt und als Strategie gewählt werden. Patienten drücken diese Wahl aus, indem sie sagen *»Ich denke einfach nicht daran. Das macht mich nur verrückt. Wenn ich zu sehr ins Grübeln kom-*

me, lenke ich mich einfach ab. Ich gehe dann raus oder mache irgendetwas Schönes.« Ablenkung ist immer eine Form der Verdrängung, denn man wählt bewusst eine angenehme Handlung, um bedrohliche Gedanken und negative Gefühle aus dem Fokus der Aufmerksamkeit zu verdrängen.

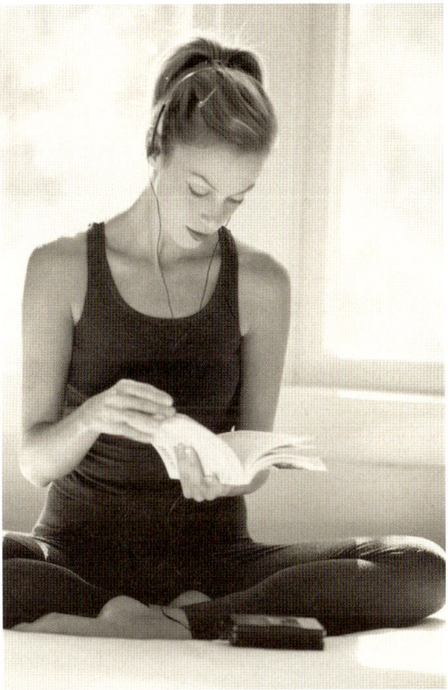

Um Kraft zu tanken, sind Ablenkung und Entspannung für Gesunde und Kranke gleichermaßen wichtig.

Wichtig ist, dass es Ihnen gut geht

Die Tatsache, dass Verdrängung als Abwehr unserer Psyche eingesetzt wird, veranlasst einige Betroffene, sich darüber Sorgen zu machen, ob es vielleicht schlecht ist, diesen Mechanismus zuzulassen. Andere können gar nicht selbst einschätzen, ob sie verdrängen oder nicht und sind verunsichert darüber, ob sie wirklich gut mit der Erkrankung zurechtkommen. Im Gespräch fragen Patienten mich dann, ob ich der Meinung sei, dass sie ihre Erkrankung verdrängt hätten und ob das falsch wäre. Oft wird auch die Besorgnis darüber ausgedrückt, dass sie in ein schwarzes Loch stürzen würden, wenn die Verdrängung irgendwann wegfalle.

Die Vorstellung, dass jeder Krebspatient unweigerlich irgendwann im Laufe seiner Erkrankung in das schwarze Loch einer schweren

Der Sturz ins tiefe schwarze Loch

Wenn Erkrankte durch allzu eifrige Helfer, die es sich selbst zur Aufgabe gemacht haben, den Patienten jetzt sofort zur Auseinandersetzung mit seiner Erkrankung zu bringen, plötzlich ihrer Verdrängung beraubt werden, besteht die Gefahr, dass sie in ein bodenloses schwarzes Loch fallen. Da keine anderen Strategien vorhanden sind, um den Ängsten zu begegnen und sich mit den Belastungen der Erkrankung auseinander zu setzen, ist der Betroffene völlig hilflos seinen bedrohlichen Gefühlen ausgeliefert. Die Aufrechterhaltung der Strategie Verdrängung ist also vor allem ratsam, wenn noch keine anderen günstigen Strategien vorhanden sind.

»Ich habe Angst, dass ich ... ganz tief stürze ...«

»Eigentlich komme ich ganz gut zurecht mit meiner Erkrankung. Ich denke eigentlich nicht viel darüber nach und schlimme Ängste plagen mich auch nicht. Es haben mir aber schon viele Freunde gesagt: ›Warte mal ab, irgendwann kommt das alles bei dir auch hoch und dann wird es ganz schlimm. Du musst deine Ängste rauslassen und viel mehr weinen!‹. Deswegen frage ich mich oft, ob ich nicht anders an die Krankheit herangehen müsste. Wäre es nicht besser, ich würde mehr darüber reden? Ich habe eigentlich nicht den Eindruck, dass ich Gefühle unterdrücke oder etwas ändern müsste. Aber ich habe auch Angst, dass ich irgendwann ganz tief stürze.«

Depression stürzt, ist keineswegs richtig. Es gibt bei Tumorerkrankungen kein regelhaftes Auftreten von Gefühlen. Die Gefühle, die da sind, sind eben jetzt da. Es kann passieren, dass Verdrängung als Strategie irgendwann nicht mehr funktioniert oder ausreicht und es Ihnen mit dieser Art der Bewältigung nicht mehr gut geht.

Fühlen Sie sich wohl mit Ihren Strategien?

Hilft Ihnen Ihr ganz persönlicher Umgang mit dem Krebs dabei, mit einem guten Wohlbefinden in der jetzigen Erkrankungssituation zu leben? Betroffene, die mit ihren Strategien gut zurechtkommen, egal welche sie anwenden, brauchen sich keine Sorgen zu machen, dass Sie etwas falsch machen. Wichtig ist, dass Sie sich wohl fühlen. Erst wenn Sie merken, dass Ihre Strategien nicht mehr ausreichen, sollten Sie aktiv werden.

Woran merken Sie aber, dass Ihre Bewältigung nicht funktioniert? Anhaltspunkte dafür, dass Ihre Strategien nur bedingt gut funktionieren, sind:

- eine stark erhöhte Stimmungslabilität (ein Auf und Ab heftiger Gefühle oder Aggressionen, wenn das Thema Krebs zur Sprache kommt),
- häufige plötzliche Stimmungseinbrüche (weinen, zusammenbrechen, ausrasten),
- verstärktes stundenlanges Grübeln und Traurigkeit,

- hartnäckige Einschlaf- und Durchschlafstörungen,
- ein hohes Maß an Ängsten, die sich plötzlich auch in Situationen, die nichts mit der Erkrankung zu tun haben, zeigen,
- soziale Isolation,
- Probleme mit Freunden und Angehörigen,
- berufliche Probleme,
- Schwierigkeiten in der Partnerschaft (bezüglich Kommunikation oder Sexualität),
- eine starke Antriebslosigkeit über längere Zeit,
- der ständige Zustand, sich gar nicht mehr selbst zu fühlen oder neben sich zu stehen.

Professioneller Rat hilft weiter

Selbstverständlich kann es für die genannten Symptome auch andere Ursachen geben: Durch eine Antihormontherapie nach Brustkrebs, die junge Frauen vorzeitig in die Wechseljahre befördert, können Schlafstörungen und Stimmungsschwankungen ausgelöst werden. Eine Dysfunktion Ihrer Schilddrüse kann der Grund sein, dass sie schlecht schlafen, häufig genervt sind und ungehalten reagieren. Einen sozialen Rückzug von Freunden treten Menschen auch an, wenn sie sich in der Erkrankungszeit aus ihren langjährigen Partnerschaften lösen und Zeit brauchen, um Gefühle zu ordnen. Ihre Antriebslosigkeit könnte die Folge einer schweren medikamentösen Therapie sein. Die vielfältigen Ursachen, die hier in Frage kommen, sollten Sie gemeinsam mit Fachleuten besprechen. Von ihnen können Sie im Bedarfsfall konkrete Unterstützung erfahren.

Scheuen Sie sich nicht, Symptome und Beschwerden mit Fachleuten zu besprechen. Diese wissen, ob womöglich noch andere Ursachen dahinterstecken.

Viele Wege – ein Ziel

Die Psychoonkologie geht davon aus, dass möglichst viele und flexible Strategien zur günstigen Bewältigung einer Krebserkrankung führen. Das Ergebnis wäre ein hohes seelisches Wohlbefinden, die Teilnahme am oder Wiedereingliederung in das berufliche und soziale Leben, Stabilität der familiären und partnerschaftlichen Beziehungen sowie ein aktives, selbstverantwortliches Gesundheitsverhalten.

Warum gerade ich?

Alle Menschen, die mit Krebs konfrontiert werden, stellen sich die Frage, warum gerade sie erkrankt sind. Das ist normal, denn wir Menschen sind nun einmal Ursachenforscher. Wir lernen im Laufe unserer Entwicklung, dass unsere Handlungen Konsequenzen haben. Wenn ich den Ball anstupse, rollt er. Betätige ich den Lichtschalter, geht das Licht an. Durch Verknüpfen von Tatsachen und das Denken in »Wenn, dann«-Folgen machen wir uns als Kinder die Welt und die Dinge, die geschehen, verständlich. Das ist wichtig für unser Überleben: Auf der Straße fahren Autos; wenn ich über die Straße laufe, ohne vorher nach rechts oder links zu sehen, werde ich vielleicht von einem Auto erfasst. Wir wenden das Schema von Ursache und Wirkung (wenn, dann) ständig an, ohne uns darüber bewusst zu sein, da es mittlerweile automatisiert abläuft. Ist ein Ereignis wichtig für uns, machen wir uns sogar aktiv auf die Suche nach Gründen für die Ursache. Eine Krebserkrankung ist aufgrund ihrer Lebensbedrohlichkeit definitiv ein wichtiges Ereignis. Wir wollen wissen, was es verursacht hat. Wenn es uns gelänge, die Ursachen heraus zu finden – so unsere Hoffnung – können wir sie bekämpfen.

»Ich habe nie geraucht oder getrunken ...«

»Alle sagen mir, dass ich eigentlich noch viel zu jung bin, um Brustkrebs zu bekommen. Ich kann es auch nicht begreifen. Wenn ich getrunken hätte oder geraucht, dann könnte ich es ja verstehen. Ich fühle mich, als würde ich für eine Tat bestraft werden, die ich überhaupt nicht begangen habe. Seit Jahren trinke ich nur ganz selten Alkohol, und geraucht habe ich noch nie. Ich habe mein Leben lang darauf geachtet, mich gesund zu ernähren. In meiner Familie gibt es keinen Krebs und irgendwelchen chemischen Stoffen bei der Arbeit bin ich auch nicht ausgesetzt. Ich bewege mich viel an der frischen Luft und treibe regelmäßig Sport. Ich habe meine Kinder früh bekommen und beide gestillt. Ich gehöre zu keiner der Risikogruppen, die angegeben werden. Warum habe ich also diese Krankheit bekommen? Ist das der Lohn dafür, dass ich immer auf meine Gesundheit geachtet habe?«

Patientin, 35 Jahre, nach Brustkrebs

Wir kennen heutzutage einige der Risikofaktoren, die bei der Entstehung von Krebs eine Rolle spielen. Patienten berichten auf der Suche nach Gründen für die Entstehung ihrer Krebserkrankung jedoch immer wieder verzweifelt, dass sie zu keiner der bekannten Risikogruppen gehören.

Das Tückische an Krebs ist, dass wir – von wenigen Ausnahmen abgesehen – heute immer noch nicht genau wissen, was die jeweilige

Krebserkrankung verursacht. Und die Ursachen, die wir kennen, können wir selbst oftmals nicht ändern, etwa eine ererbte genetische Veränderung bei Brustkrebs. Es ist daher kein Wunder, wenn Sie hilflos und ängstlich sind und sich dem Krebs schutzlos ausgeliefert fühlen: Es fehlen sowohl genaue Ursachen als auch Ansatzpunkte, diese zu bekämpfen. Das ist auch einer der Hauptgründe, warum Menschen anfangen, in anderen Gebieten nach einer Erklärung zu suchen. Beispielsweise, ob bei der Entstehung von Krebs ein Zusammenhang zur eigenen Psyche besteht.

Was habe ich nur falsch gemacht?

Wenn Patienten sich die Warum-ich-Frage stellen, ziehen sie immer auch in Betracht, dass sie selbst irgendetwas getan oder fälschlicherweise unterlassen haben. »War ich zu anderen Menschen böse?« – »Habe ich mich nicht genug angestrengt?« – »Hätte ich mich vor Jahren schon von meinem Mann trennen sollen?« – »Habe ich zu viel Stress ausgehalten und meinem Körper zu viel abverlangt?« Unweigerlich vergleichen Sie sich mit Nichtbetroffenen und fragen sich, was sie von diesen im Handeln unterscheidet: »Warum bin ich krank geworden und nicht mein Nachbar, der den ganzen Tag nur trinkt? Warum darf er gesund sein und ich nicht? Was habe ich getan, dass ich den Krebs bekommen habe? Womit habe ich das verdient?« Aber nicht nur ein mögliches Fehlverhalten, sondern auch Gemütsverfassungen und die eigene Persönlichkeit werden häufig als Erklärung für das Tumorleiden angegeben. Betroffene stellen sich die Frage, ob das jahrelange Unterdrücken von Gefühlen, das Zurückstellen eigener Bedürfnisse oder lange Phasen von Unglücklichsein den Krebs verursacht haben könnten.

»Jetzt frisst der Krebs mich auf ...«

»Als ich die Diagnose Lungenkrebs bekam, war mir klar, dass ich jetzt die Quittung bekommen habe. Ich hätte schon vor Jahren weggehen sollen. Ich wusste ja, dass ich unglücklich war. Es war einfach zu viel, die Geburten der Kinder, so schnell hintereinander weg. Mein Mann hat mir überhaupt nicht geholfen in der ganzen Zeit. Die ständigen Streitereien mit ihm, von denen niemand etwas merken sollte ... die haben mich fertig gemacht. Zusätzlich habe ich ja auch noch gearbeitet, weil mein Mann nicht genug verdiente. Ich habe einfach Raubbau mit meinem Körper und mit meiner Seele betrieben, stand immer unter Druck. An manchen Tagen konnte ich förmlich spüren, wie es mir auf der Brust saß. Immer habe ich mir die Luft zum Atmen nehmen lassen, fühlte mich innerlich aufgefressen. Jetzt frisst der Krebs mich auf. Das passt.«

Patientin, 42 Jahre, nach Lungenkrebs

»Mein Sohn lief so mit …«

»Ich bin leitender Angestellter in einem großen Autohaus. Früher hat die Arbeit mir alles bedeutet. Ein 15-Stunden-Tag im Büro war keine Seltenheit. Das Wichtigste war für mich, dass ich gut verdiene und mir alles leisten kann, was ich haben will. Bei den Vorgesetzten gut angesehen zu sein, das hat mich stolz gemacht. Freizeit war mir nicht wichtig. Die Gefühle meiner Frau habe ich gar nicht wahr genommen und mein Sohn lief eben so mit. Kein Wunder, dass ich Krebs bekommen habe. Ich musste einfach vom Schicksal einen Schlag auf den Kopf bekommen, um aufzuwachen. Heute weiß ich, dass es viel wichtiger ist, dass ich eine glückliche Beziehung habe und dass ich mir für die Menschen Zeit nehme, die ich liebe. Durch den Krebs bin ich vom Kopf- zum Bauchmenschen geworden. Ich wäre gern durch eine weniger harte Schule gegangen als diese, aber es musste wohl so sein.«

Patient, 46 Jahre, nach Nierenkrebs

Die Krebspersönlichkeit: Gibt es sie wirklich?

Bereits in der Antike deuteten Ärzte wie Hippokrates von Kos (460–370 v. Chr.) und Galen (129–200 n. Chr.) Depressionen als Ursache für Tumorerkrankungen. Bis heute beziehen sich Ärzte auf die Ursachenerklärung der antiken Mediziner!

In den vergangenen 30 Jahren kam immer wieder die Frage nach der Krebspersönlichkeit auf. Sie geht auf folgende Überlegungen zurück: Wenn man die Persönlichkeit von Krebspatienten untersuchte und herausfände, dass sich alle in bestimmten Merkmalen ähneln, könnte man bei gesunden Menschen bereits anhand ihrer Persönlichkeitsstruktur feststellen, ob sie ein erhöhtes Krebsrisiko haben. Durch eine Änderung des Verhaltens wäre somit auch die Wahrscheinlichkeit, an Krebs zu erkranken oder wieder zu erkranken, zu beeinflussen.

Herzerkrankungen: Die Typ-A-Persönlichkeit

Gedanklich angelehnt ist das Krebspersönlichkeits-Modell an die Persönlichkeits-Theorien, die Ursache von Herzerkrankungen sein können. Menschen mit Herzkreislauferkrankungen weisen häufig eine ähnliche Charakterstruktur auf, die als »Typ-A-Persönlichkeit« bezeichnet wird. Sie sind stark leistungs- und wettbewerbsorientiert, setzen sich selbst und andere häufig unter Leistungsdruck, denken und sprechen schnell, sind oft aggressiv und sehr ungeduldig. »Typ-A« bezeichnet also eine Reihe von Persönlichkeitsmerkmalen, von denen man weiß, dass Menschen, die sie aufweisen, mit höherer Wahrscheinlichkeit an einem Herzleiden erkranken als Menschen, bei denen diese Merkmale nicht vorliegen. Diese Befunde sind gesichert. Gesundheitsprogramme in Herzkliniken zielen deshalb darauf ab, dass Menschen mit dieser Charakterstruktur lernen, psychischen Stress abzubauen sowie gesünder und ruhiger zu leben, um ihr Herzinfarkt-Risiko zu senken.

Krebs: Die Typ-C-Persönlichkeit

Entsprechend dieser Theorie wurde vor Jahren das Modell des Typ-C (Typus carcinomatosus) der Krebspersönlichkeit entwickelt. In der Tat fand man heraus, dass Krebspatienten ähnliche Persönlichkeitsmerkmale aufweisen. Es zeigte sich, dass sie negative Gefühle wie Wut oder Angst wenig nach außen leiten, zu Gefühlen von Hoffnungslosigkeit und Verzweiflung neigen sowie zu Depressionen und Selbstanschuldigungen. Die Wahrnehmung der eigenen Gefühle ist gering ausgeprägt. Sie opfern sich für andere auf, können jedoch selbst Hilfe schlecht annehmen und setzen eigene Interessen schlecht durch. Sie führen ein angepasstes Leben mit ausgeprägten moralischen Grundsätzen und einer gehemmten Sexualität.

Daraus schloss man, dass gesunde Menschen mit diesen Verhaltensmerkmalen ein erhöhtes Risiko für Krebs haben. Die große Hoffnung war natürlich auch hier, durch den Einsatz von Programmen zum Erlernen geeigneter Verhaltensweisen bei gesunden Menschen mit der Typ-C-Struktur das Krebsrisiko senken zu können. Bei bereits Erkrankten sollte eine Entwicklung hin zu einem selbstbewussteren, stärker abgegrenzten, ichbezogeneren, gefühlsmäßig extravertierten Verhalten das Risiko einer Wiedererkrankung verhindern.

Das Modell der Krebspersönlichkeit

Heute allerdings geht die wissenschaftliche Psychoonkologie davon aus, dass nicht eine bestimmte Persönlichkeitsstruktur für das Auftreten von Krebs ursächlich ist, sondern dass die Wirkrichtung eher umgekehrt zu sehen ist: Aufgrund einer Krebserkrankung reagieren Menschen psychisch häufig ähnlich und entwickeln sich gefühls- und verhaltensmäßig in die oben aufgeführte Richtung, die sie dann miteinander vergleichbar macht. Die Krebspersönlichkeit wäre somit als Folge, nicht als Ursache der Tumorerkrankung zu verstehen. Das Modell der Krebspersönlichkeit als Erklärungsansatz für die Entstehung von Krebs wurde mittlerweile aufgegeben.

Ihr habt mich krank gemacht!

Fremdanschuldigen kann bedeuten, dass Sie andere Menschen und das, was sie Ihnen angetan haben, für die Entstehung Ihrer Erkrankung verantwortlich machen. Es kann aber auch bedeuten, dass Sie in der Erkrankungssituation einen sehr fordernden und beschuldigenden Umgang mit Angehörigen und helfenden Personen entwickeln: »Wie konnte der Arzt so kalt mit mir reden? Der hat ja keine Ahnung, wie ich mich fühle.« Patienten ziehen das Verhalten anderer als Ursache ihrer Erkrankung genauso häufig in Betracht wie das eigene.

»Nie ein liebes Wort ...«

»Ich weiß schon, warum ich den Krebs bekommen habe. Den habe ich meinem Mann zu verdanken. 40 Jahre lang hat er mir nur Kummer gemacht mit seiner Trinkerei. Nie ein liebes Wort. Nie hab ich einfach so ein Lächeln, eine Zärtlichkeit bekommen. Immer nur der Schnaps. Ich hab oft geweint. Ich hab ihn immer angefleht: ›Hör auf, sonst nimmt es mal ein ganz schlimmes Ende‹ und ich hab Recht behalten.«

Patientin, 68 Jahre, nach Gebärmutterhalskrebs

»Das hätte er doch sehen müssen ...!«

»Mit meinem Arzt habe ich noch eine Rechnung zu begleichen. Wenn der nicht gewesen wäre, säße ich jetzt nicht hier. Immer wieder hat er mich nach Hause geschickt und gesagt, er finde nichts, es sei alles in Ordnung. Nachher hat er sich entschuldigt; das hätte ja keiner ahnen können. Ich frage mich, wofür der studiert hat! Das hätte er doch sehen müssen! Wenn ich jetzt nicht wieder gesund werde, hab ich es dem zu verdanken.«

Patient, 69 Jahre, mit Bauchspeicheldrüsenkrebs

Sowohl die Anschuldigung der eigenen als auch die anderer Personen erfüllt neben der Ursachenklärung den Zweck der Lösung von Konflikten sowie der Einleitung und moralischen Rechtfertigung von bereits lange erwünschten Veränderungsprozessen. Wenn meine Eltern für meinen Krebs verantwortlich sind, darf ich endlich den Kontakt zu ihnen abbrechen. Wenn meine schlechte Ehe der Grund war, habe ich gut daran getan, meinen Ehemann oder meine Ehefrau endlich zu verlassen. Wenn die Ursache für den Krebs war, dass ich meine eigenen Wünsche immer unterdrückt habe, darf ich jetzt egoistisch werden und mein Leben nach meinen Bedürfnissen gestalten.

Die individuelle Art der Ursachenzuschreibung kann also eine wichtige instrumentelle Funktion haben. Es ist hierbei nicht wichtig, ob die Erklärung wirklich zutrifft. Vielleicht ist der Tumor nicht durch die lieblose Erziehung der Eltern gewachsen, aber die daraus gezogene

Konsequenz, sich von ihnen zu lösen, kann sehr heilsam sein. Vielleicht ist nicht Ihre schlechte Ehe schuld an dem Krebs oder Sie selbst mit Ihrem Helfer-Syndrom. Aber Ihre ganz persönliche Erklärung zeigt Ihnen, unter welchen Konflikten, Lebensumständen, Beziehungen und eigenen Verhaltensweisen Sie schon lange Zeit leiden. Und welche dieser vergangenen Geschehnisse noch verarbeitet werden müssen oder Veränderungen erforderlich machen.

»... nie bin ich gelobt worden ...!«

»Ich habe meinen Eltern neulich erst mal gesagt: ›So, das habt Ihr jetzt davon! Ihr seid schuld, dass ich Krebs habe. Wenn ich sterbe, dann seht zu, wie Ihr damit klarkommt. Da habt Ihr mich hingetrieben mit Eurem Druck und Eurer Hartherzigkeit!‹ Immer musste ich nur leisten, nie bin ich gelobt worden. Immer hieß es nur: Das kannst du eh nicht, lass es sein. Meine Seele musste ja darunter verkümmern. Nach dem großen Krach hab ich den Kontakt erst mal abgebrochen. Ich sehe für mich nur eine Chance, wieder gesund zu werden: Ich muss endlich von meinen Eltern wegkommen und meinen eigenen Weg gehen.«

Patientin, 32 Jahre, nach Brustkrebs

Selbst- und Fremdanschuldigungen: Sinnvoll, aber nicht auf Dauer

Die heftige Wut, die bei der Anschuldigung einer anderen Person oder Ihnen selbst gegenüber entsteht, kann Ihnen die Kraft geben, Veränderungen in Ihrem Leben herbeizuführen, die sie unter anderen Umständen nicht in Angriff genommen hätten. Sie kann auch bewirken, dass Ihr Gegenüber diese Wut miterlebt und sich vielleicht erstmalig Gedanken macht. Langfristig sich selbst oder andere für Ihr Tumorleiden verantwortlich zu machen, kann allerdings auch dazu führen, dass Sie sich oder andere Menschen nicht mehr mögen. Die Folge wäre womöglich die Isolation. Haben Sie das Gefühl, gerade auf eine derartige Entwicklung hinzusteuern, sollten Sie sich psychoonkologische Unterstützung suchen, denn dann »klappen« diese Strategien in Bezug auf gelungene Anpassung und ein hohes Wohlbefinden nicht mehr.

Trotz der Schwierigkeit einer wissenschaftlich bewiesenen Unterscheidung zwischen guten und schlechten Strategien sind sich Psychoonkologen noch am ehesten über die eher ungünstigen Strategien zur Krankheitsbewältigung einig. Zu diesen zählen die Selbstanschuldigung, das dauerhafte Verleugnen der Erkrankung und Passivität sowie eine resignative und depressive Haltung: Hoffnungslosigkeit, Selbstaufgabe und Grübeln.

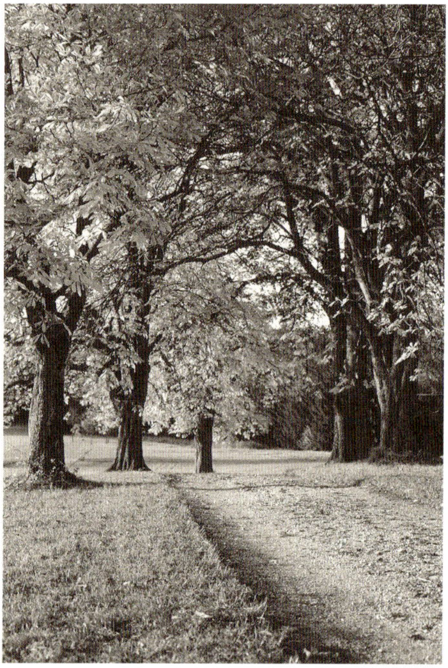

Richten Sie den Blick auf die schönen Dinge des Lebens. Gehen Sie raus in die Natur und atmen Sie tief durch!

Psychische Belastung: Eine Ursache der Krebsentstehung?

Die häufige Frage von Betroffenen, ob Ängste oder Traurigkeit die Gefahr einer Wiedererkrankung erhöhten und ob positives Denken den Krebs fernhalte, beinhaltet die Frage, ob unsere Psyche bei der Entstehung der Krankheit eine Rolle spielt. Falls es tatsächlich so wäre, dass negative Gefühlszustände wie eine lang andauernde Traurigkeit, längeres Unglücklichsein oder Dauerstress einen Einfluss auf die Krebs-Entwicklung haben, würde das bedeuten: Derjenige, der bereits erkrankt ist, hat von seinem System einen Warnschuss erhalten und muss dafür sorgen, diese negativen Zustände möglichst auszuschalten. Andernfalls würde er riskieren, wieder krank zu werden. Die Konsequenz: Wenn ich es schaffe, Angst, Traurigkeit und Grübelei aus meinem Leben zu verbannen, bleibe ich eher gesund. Falls es mir jedoch nicht gelingen sollte, bin ich selbst schuld, der Rückkehr des Krebses den Weg geebnet zu haben. Verständlicherweise sind konkrete Antworten für Betroffene hier von größter Wichtigkeit.

Damit eng verbunden ist die so genannte »life-event«-Forschung (life-event = Englisch für »Lebensereignis«). Dieser wissenschaftliche Bereich der Psychoonkologie beschäftigt sich seit langem mit der Frage, ob bestimmte belastende traumatisierende Ereignisse im Lebenslauf eines Menschen wie Missbrauchserfahrungen in der Kindheit, eine Scheidung oder der Verlust eines geliebten Menschen die Entstehung von Krebs begünstigen können.

Die Verkettung von Ursachen

Die Vorstellung, dass belastende Ereignisse Einfluss auf die Entstehung von Krebs nehmen könnten, beschreiben Betroffene häufig durch eine logische Verkettung: Nicht das schlimme Ereignis oder die Psyche selbst haben den Krebs wachsen lassen, sondern das Ereignis hat negative Gefühlszustände wie Angst, Traurigkeit und psychischen Stress verursacht. Diese schwächen, wenn sie langfristig vorherrschen, das Immunsystem. Außerdem verändert man in Zeiten lang andauernder Depression auch die eigenen Verhaltensweisen, treibt keinen Sport mehr, achtet nicht auf gesunde Ernährung und schwächt dadurch zusätzlich die körpereigene Abwehr. Entartung von Zellen in einer beginnenden Tumorbildung kann das geschwächte Immunsystem nicht schnell genug erkennen oder die körpereigene Abwehr ist zu schwach, um die bösartige Vermehrung der entarteten Zellen zu stoppen. Der Krebs kann angreifen. Laien schreiben somit seelischen Faktoren häufig eine Mittlerrolle in der Entstehung von Krebs zu.

»Ich bin damals durch die Hölle gegangen ...«

»In einem Arztvortrag habe ich gehört, dass ich meinen Krebs schon ungefähr zehn bis 15 Jahre in mir getragen habe, weil er so lange zum Wachsen brauchte, um überhaupt tastbar zu werden. Da habe ich zurücküberlegt und nun ist mir klar, wann der Krebs ausgelöst wurde! Vor etwa zwölf Jahren hat mein Mann sich von mir getrennt. Ich bin damals durch die Hölle gegangen, habe mich von allen Menschen zurückgezogen und gelitten wie ein Tier. Kurze Zeit später habe ich dann auch noch wegen betrieblicher Umstrukturierungen meine Anstellung verloren. Das hat sicherlich seinen Anteil beigetragen. Plötzlich stand ich ohne Job und mit Kind alleine da und bin fast verrückt geworden vor Sorgen. Wenn ich so zurückblicke, brauche ich jedenfalls nicht mehr lange zu überlegen, warum ich den Krebs bekommen habe.«

Patientin, 54 Jahre, nach Brustkrebs

Die relativ neue Forschungsrichtung der Psychoneuroimmunologie, die sich mit dieser Verkettung von Ursachen beschäftigt, konnte hier noch keine eindeutigen Ergebnisse liefern. Wir wissen lediglich, dass die Wirkungsweise des Immunsystems zur Verhinderung einer Krebserkrankung wesentlich komplexer ist als zur Bekämpfung anderer Erkrankungen, beispielsweise Virusinfektionen.

Die Frage, ob Stress oder kritische Lebensereignisse an der Entstehung von Krebs beteiligt sind, wird unter anderem in so genannten quasi-prospektiven Studien wissenschaftlich untersucht. Eine große Gruppe von Frauen, bei denen ein Knoten in der Brust festgestellt wurde, von dem man nicht weiß, ob er gutartig oder bösartig ist, unterzieht sich psychologischen Tests, Fragebögen und Interviews. Es wird festgestellt, welche schwer wiegenden Ereignisse die Frauen im Laufe ihres Lebens erlitten haben, wie ihre Persönlichkeitsstruk-

Heute geht man davon aus, dass Stress, Angst oder Depressionen bei der Entstehung von Tumoren keine Rolle spielen.

tur beschaffen ist und wie es um ihre psychische und emotionale Befindlichkeit steht. Anschließend wird durch eine Probeentnahme festgestellt, ob es sich bei dem Knoten um gutartiges oder bösartiges Gewebe handelt. Auf diese Weise erhält man zwei Gruppen: Eine Gruppe mit Krebsbetroffenen und eine Gruppe nicht betroffener Frauen, bei denen das Ergebnis der Histologie keine Malignität zeigte. Anschließend vergleicht man dann die Ergebnisse der vorher durchgeführten Fragebögen, Tests und Interviews dieser beiden Gruppen von Frauen miteinander. Die Ergebnisse aus den meisten vorliegenden Studien lauten: Was Angst und Depressionen betrifft, konnten keine bedeutsamen Unterschiede zwischen Krebspatienten und Gesunden gefunden werden. Auch gibt es keine Unterschiede in der Stressbelastung oder bezüglich der Anzahl und Schwere belastender Lebensereignisse.

Bekommen psychisch Kranke häufiger Krebs?

Psychisch kranke Menschen haben kein größeres Risiko, an Krebs zu erkranken.

Wenn seelische Belastungen Krebs verursachten, würde das außerdem bedeuten, dass Menschen, die an psychischen oder psychiatrischen Erkrankungen leiden, ein höheres Risiko haben. Dadurch müssten beispielsweise Krebserkrankungen bei Menschen mit einer klinischen Depression bedeutsam höher sein als in der gesunden Normalbevölkerung. Untersuchungen der letzten 30 Jahre über das Krebsrisiko psychisch kranker Menschen, speziell Patienten mit neurotischen Depressionen und depressiven Psychosen, zeigten: Diese Menschen haben keine höheren Krebserkrankungsraten.

Es wurden in den letzten drei Jahrzehnten zahlreiche wissenschaftliche Studien durchgeführt, die sich mit der Frage beschäftigten, ob regelmäßig angewandte psychotherapeutische Behandlung wie Entspannungsübungen, Gruppengespräche oder Verhaltenstraining den Krankheitsverlauf oder die Überlebenszeit günstig beeinflussen.

Für Furore sorgte in diesem Zusammenhang eine Studie aus dem Jahr 1989. Der Forscher, ein Professor für Psychiatrie namens David Spiegel, fand bei einer 10 Jahre umfassenden Untersuchung an Patientinnen mit metastasiertem Brustkrebs heraus, dass diejenige Gruppe von Betroffenen, die zusätzlich zu der medizinischen Behandlung psychotherapeutische Gruppengespräche erhalten hatten, eine durchschnittlich 18 Monate längere Überlebenszeit aufwies als die andere Gruppe, die »nur« die medizinische Behandlung erhalten hatte. Die Studie konnte jedoch bis heute leider nie repliziert werden. Zwei Wissenschaftler der Washingtoner Universität namens G. E. Miller und S. Cohen, werteten 1989 in einer Analyse allein 85 Studien aus, die sich mit der Frage beschäftigt hatten, ob psychologische Maßnahmen und der Status des Immunsystems zusammenhängen. Über alle Studien hinweg zeigte sich ein nur schwacher Zusammenhang. Verschiedene verhaltenstherapeutische Verfahren führten zwar zur Verbesserung des Immunsystems. Das Problem ist jedoch, die Bedeutsamkeit dieses Ergebnisses zu bewerten, da man heute noch nicht genau weiß, was der Immunstatus des Körpers in Bezug auf den Krebs ausrichtet.

Lässt sich der Krankheitsverlauf durch die Psyche beeinflussen?

Es gab seither zahlreiche Studien, die positive Effekte von psychologischen Maßnahmen auf den körperlichen Krankheitsverlauf belegen, jedoch eine überwiegende Zahl, die diese Effekte nicht bestätigen. Dennoch setzte sich durch ähnlich überragende Befunde wie die der Spiegel-Studie in den Köpfen der Menschen die Vorstellung fest, der körperliche Verlauf von Krebserkrankungen sei durch die Psyche zu beeinflussen. Dies wurde noch unterstützt durch die früheren Befunde zur Krebspersönlichkeit. Viele Autoren aus der Psychoszene sind auf diesen Wagen aufgesprungen und bieten »psychologische Behandlungen zur körperlichen Krebsheilung« an. Diese pschologischen Therapieformen wie beispielsweise die Visualisierung verschaffen sich in vielen Fällen dadurch eine Daseinsberechtigung, dass sie sich gut eignen, das seelische Wohlbefinden und die Reflexion von Betroffenen zu steigern. Angesichts der fehlenden wissenschaftlichen Belege ist das Versprechen einer körperlichen Heilung jedoch nicht zu halten.

Psychologische Maßnahmen können Ihr persönliches Wohlbefinden steigern.

Insgesamt gibt es derzeit weder gesichertes Wissen darüber, ob es einen Zusammenhang zwischen psychosozialen Faktoren (wie Bewältigungsstrategien, schwierigen Lebensereignissen, Angst, Depressionen, Stress) und der Entstehung oder dem körperlichen Verlauf von Krebserkrankungen gibt.

Das Ende eines Mythos: Sie sind nicht schuld!

Sie können sich also von vielen Mythen und Vorurteilen rund um den Krebs befreien. Die Auffassung, dass Ihre gesamte Persönlichkeitsstruktur oder ein allein verantwortliches Merkmal wie »angepasst leben« oder »zur Selbstaufopferung neigen« Auslöser einer Krebserkrankung sein kann, ist jedenfalls unwahrscheinlich. Auch einzelne schwer zu verarbeitende Lebensereignisse wie eine traumatische Scheidung zur Erklärung heranzuziehen, ist nach heutigem Wissen nicht gerechtfertigt. Genauso gegenstandslos ist die Befürchtung, dass Ihre Krebserkrankung durch Depressionen ausgelöst wurde oder wiederkommen wird, wenn Sie traurig und ängstlich sind oder viel grübeln müssen. Das bedeutet für Sie: Weder Sie selbst noch jemand anderes ist schuld an Ihrem Krebs.

Setzen Sie sich nicht unter den Druck, Gefühlszustände zu erzwingen, die Sie im Moment nicht spüren. Zuversicht und Hoffnung können auf diese Weise nicht entstehen. Schieben Sie auch Schuldgefühle von sich, wenn Sie den drängenden Verhaltensempfehlungen von Freunden oder Familienangehörigen nicht nachkommen können oder wollen. Hoffnungslosigkeit, Angst und Traurigkeit haben zwar einen Einfluss auf Ihr Wohlbefinden, aber bewirken nicht eine Wiederkehr der Erkrankung. Sämtliche Gefühle, die jetzt da sind, dürfen gespürt werden.

Die einzig reale Gefahr

Wenn Sie aufgrund dauerhafter negativer Gefühlszustände Ihr Gesundheitsverhalten drastisch verändern, in dem sie Alkohol in hohen Mengen konsumieren, stark rauchen, sich mangelhaft ernähren und nicht mehr sportlich betätigen, beeinflussen Sie tatsächlich Risikofaktoren, die wissenschaftlich gesichert die Entstehung von Krebserkrankungen beeinflussen – abgesehen von der Gefahr, durch derartiges Verhalten andere schwer wiegende Krankheiten auszulösen. Das Erlernen eines aktiven und selbstverantwortlichen Gesundheitsverhaltens nimmt daher einen wichtigen Stellenwert ein.

Krebs ist keine psychosomatische Erkrankung

Von der psychischen Beeinflussung von Tumorerkrankungen ist ganz klar der große Bereich der Psychosomatik abzugrenzen. Es gilt heute als gesichert, dass die Psyche einen Einfluss auf das Immunsystem hat und dass psychische Faktoren wie Stress bei der Entstehung und im Verlauf von körperlichen Erkrankungen eine Rolle spielen: Herz-Kreislauf-Erkrankungen, Schmerzsyndrome, Asthma, kreisrunder Haarausfall, Morbus Crohn, Colitis ulcerosa, Neurodermitis. Die intensive Betrachtung und aktive Bearbeitung der eigenen Gedanken, Gefühle und Verhaltensweisen kann zur Milderung oder Heilung psychosomatischer Erkrankungen führen. Krebs ist jedoch keine psychosomatische Erkrankung, sondern eine Erkrankung des Genoms, deren Auslöser wir nicht genau kennen.

Akzeptanz: Den Krebs annehmen

Wie sollen Sie nun mit der Tatsache fertig werden, dass Sie keine befriedigende Antwort auf die Frage der Krebsentstehung erhalten? Sie können auch weiterhin sich oder andere Menschen für Ihren Krebs verantwortlich machen. Das würde bedeuten, Schuld zuzuweisen für Vergangenes, vielleicht auch mit Gott oder dem Schicksal zu hadern. Sie können aber auch damit aufhören! Es ist Ihre Wahl. Es wäre zumindest der erste große Schritt dahin, die Krebserkrankung zu akzeptieren.

Warum, warum, warum ...?

Erinnern Sie sich an die Zeit, als Ihre Kinder klein waren und in der Warum-Phase steckten? Auf jede Ihrer Antworten kam sofort die nächste Warum-Frage des Kindes, bis Sie schließlich irgendwann resigniert sagten: »... weil es eben so ist, wie es ist!« Vielleicht haben Sie auch gesagt »Hör auf zu fragen, für manche Dinge gibt es eben keine Erklärung.« Verstehen Sie mich bitte nicht falsch: Ich will Sie nicht mit einem Kind vergleichen. Doch das Beispiel passt. Welche Ursachen auch immer für Ihre Krebserkrankung verantwortlich sind, niemand wird Ihnen die Frage nach dem »Warum ausgerechnet ich?« erschöpfend beantworten können. Auch wenn es verständlich ist, dass Sie es gern wissen wollen: Das Grübeln darüber sowie die selbstquälerischen Zweifel werden Sie der Beantwortung der Frage nicht näher bringen. Im Gegenteil, Sie werden wütend auf sich selbst, die Ärzte und das Schicksal werden, weil Ihnen niemand die Ursache nennen kann.

Verharren Sie nicht in der Vergangenheit

Lassen Sie los, was unwiederbringlich geht, und nehmen Sie an, was unaufhaltsam kommt. Schauen Sie nach vorn! Schaffen Sie Platz für neue Gedanken und positive Gefühle.

Der ständige Blick zurück kann Sie schneller stolpern lassen und verhindert schließlich ganz das Vorwärtskommen. Schließlich werden Sie resignieren und vor allem das wichtigste Ziel aus den Augen verlieren, sich darauf zu konzentrieren, nach vorn zu schauen und wieder gesund zu werden. Das Schicksal anzunehmen, heißt sprichwörtlich: Loslassen, was unwiederbringlich geht und annehmen, was unaufhaltsam kommt. Das bedeutet nicht, die Hände in den Schoß zu legen und passiv zu werden, weil das Schicksal es schon richten wird, sondern die Tatsachen zu akzeptieren, die unabänderlich sind und sich auf diejenigen zu konzentrieren, auf die sie Einfluss nehmen können. Die Akzeptanz Ihrer Krebserkrankung bedeutet: innerlich wieder an Freiheit zu gewinnen, Platz zu schaffen für neue Gedanken und positive Gefühle sowie der Zukunft einen Raum zu geben.

Eine völlig neue Lebenssituation

Der Weg durch die Wüste
ist kein Umweg.
Wer nicht das Leere erlitt,
bändigt auch nicht die Fülle,
wer nie die Straße verlor,
würdigt den Wegweiser nicht.

Friedrich Schwanecke

Krebs als Chance

Eine Tumorerkrankung ist für die meisten Anlass, über ihr Leben nachzudenken. Krebspatienten werfen sozusagen einen Blick in den Abgrund. Plötzlich spüren sie die Endlichkeit des Lebens. Die folgende Frage drängt sich auf: Wenn mein Leben plötzlich ganz kurz sein kann, wenn es möglich ist, dass ich nicht mehr lange lebe, wie will ich denn dann leben? Bin ich glücklich damit, wie mein Leben bislang verlaufen ist? Wenn ich morgen sterben müsste, würde ich dann als Mensch sterben, der glücklich gelebt hat?

Genau diese Gedankengänge sind gemeint, wenn Sie lesen oder hören: »Krebs als Chance«. Es geht dabei keineswegs darum, den Krebs selbst als etwas Gutes anzusehen. Gemeint ist: Die Erfahrungen, die Sie durch die Krebserkrankung machen, haben einen Einfluss auf ihr Denken, Fühlen und Handeln. Nicht selten ziehen die betroffenen Menschen eine Lebensbilanz. Prioritäten verändern sich, alte Bedürfnisse werden wieder entdeckt und neue entstehen. Innere und äußere Veränderungsprozesse werden dadurch in Gang gesetzt. Und Veränderung bedeutet immer Wandel.

Es gilt hier, die Chance zu erkennen, die im Neubeginn steckt. Die Chance, das eigene Leben in der Rückschau und im Jetzt zu betrachten und neu zu gestalten. Sie werden sagen: »Die Chance hat doch aber jeder Mensch zu jedem Zeitpunkt seines Lebens.« Das ist prinzipiell richtig, jedoch die meisten Menschen sind sich dessen nicht bewusst. Der Fluss des Lebens treibt uns mit sich. Eine möglicherweise todbringende Krankheit wie Krebs, die lebensbedrohliche Erfahrung eines plötzlichen Herzinfarktes, eines Schlaganfalls oder ein schlimmer Autounfall bringen Menschen erst dazu, die eigene Endlichkeit bewusst zu spüren. Das Leben wird nicht mehr als selbstverständliches, immer fortwährendes Gut betrachtet. Gedanken über den Sinn des Lebens werden durch solche Ereignisse, die den Lebenslauf plötzlich hart unterbrechen, erst ausgelöst. Fragen entstehen erst dann, wenn man weiterhin die Chance zu leben hat.

Erkennen Sie die Chance, die im Neubeginn steckt. Verändern Sie, was Sie schon immer in Ihrer Entwicklung gestört hat.

Greifen Sie aktiv ein!

Da meist alle Lebensbereiche Änderungen unterliegen, tun Sie gut daran, selbst aktiv in diesen Prozess einzugreifen und ihn dadurch zu steuern. Bewusste Entscheidungen zu treffen und Prozesse zu lenken, setzt jedoch voraus, dass Sie sich zuerst der Veränderungen bewusst werden, die bereits passiert sind und anschließend überprüfen, welche weiteren Neuerungen Sie sich wünschen. Falls nämlich die Antwort auf die Frage, ob Sie zurzeit ein erfülltes Leben führen, »nein« lautet, ist es an der Zeit, sich Gedanken darüber zu machen, warum das nicht der Fall ist. Was müsste sich verändern, damit Sie zufriedener sein und glücklicher leben könnten? Welche Person, welcher Lebensbereich bereitet Ihnen Schwierigkeiten?

Werden Sie Ihr eigener Lebensregisseur

Machen Sie sich klar, unter welchen Ereignissen oder Lebensumständen Sie gelitten haben, welche Erfahrungen aus der Vergangenheit noch unverarbeitet und daher in der Gegenwart belastend sind. Wann Sie glücklich waren und was verloren gegangen ist und wieder belebt werden soll. Es geht hierbei nicht um ein selbstquälerisches Infragestellen der Vergangenheit und des eigenen Verhaltens, sondern um ein besonnenes Reflektieren mit dem Ziel, zukünftig positiven Einfluss auf Ihr Wohlbefinden zu nehmen. Das ist harte Arbeit, kann schmerzhaft sein und dauert sehr lange. Aber das Ergebnis ist absolut lebenswert. Werden Sie Regisseur in Ihrem eigenen Leben. Es lohnt sich!

Chance bedeutet Möglichkeit: die Möglichkeit zur Rückschau, zur Veränderung, zum Wandel und zum Neubeginn.

An dieser Stelle sei ganz klar und ausdrücklich gesagt: Mit dem Satz »den Krebs als Chance sehen« ist keinesfalls gemeint: »Wenn Sie die Chance nicht ergreifen, die sich Ihnen bietet, haben Sie es verpasst und vermasselt.« Sondern »Chance« bedeutet hier: Möglichkeit. Die Möglichkeit zur Rückschau, zur Veränderung, die Möglichkeit zu Wandel und zu Neubeginn.

Sie müssen gar nichts!

Die Krebserkrankung ist nicht mit der Pflicht verbunden, Ihr gesamtes Leben umzukrempeln. Niemand hat das Recht, Ihnen vorzuschreiben, wie Sie leben sollen. Es gibt selbstverständlich Menschen, die nach ihrer Diagnose genauso weiterleben wollen wie bisher. Das ist immer und ausschließlich Ihre eigene Entscheidung! Einzig Ihr möglicher Wunsch nach erhöhtem Wohlbefinden und Veränderung kann hierfür den Ausschlag geben.

Dem Krebs einen Sinn geben

Oder: »Der Krebs gibt Ihrem Leben einen Sinn.« Solche Sätze führen zu Missverständnissen und können Betroffene einem enorm hohen Druck aussetzen. Hiermit ist keineswegs gemeint, dass Ihr Leben vor der Erkrankung keinen Sinn hatte und Sie förmlich ohne Sinn – sinnlos – vor sich hingelebt haben. Es bedeutet auch nicht, dass es »Sinn macht«, dass gerade Sie Krebs bekommen haben, weil Sie auf eine bestimmte Art gelebt haben. Gemeint ist ebenfalls nicht, dass Sie Krebs bekommen haben, damit Sie anfangen, über Ihr Leben nachzudenken. »Dem Krebs einen Sinn geben« beinhaltet auch nicht die Aufforderung, etwas wirklich »Sinnvolles« in Ihrem Leben zu tun: wieder arbeiten zu gehen, eine Stiftung zu gründen, für den Bundestag zu kandidieren oder die Welt zu retten. Jedenfalls wäre es fatal, wenn es so gemeint wäre. Betroffene werden leider noch immer mit Aussagen konfrontiert wie: »Sie müssen in sich gehen und darüber nachdenken, warum Sie den Krebs bekommen haben« oder sogar: »Bei dem Leben, das Sie geführt haben, müssen Sie sich nicht wundern, dass Sie Krebs haben; das ergibt doch einen Sinn.« Halten Sie sich am besten von solchen Leuten und Aussagen fern.

Zitat von Wolf Dietrich Schnurre:

> *»Hat Krebs Sinn?«*
> *»Als Krebs ja.«*

Der Sinn des Lebens

Der Sinn des Lebens ist etwas ganz Eigenes, Spirituelles und Persönliches. Es sollte keine Verpflichtung damit verbunden sein. Eher geht es um das eigene Nachsinnen, das In-Sich-Hineinhorchen, das Erspüren von inneren Wünschen und Bedürfnissen und das Sich-Bewusstwerden darüber, wie Sie Ihr Leben gestalten wollen. Das kann Veränderungen nach sich ziehen, die den Wunsch beinhalten, glücklicher, näher an den eigenen Gefühlen und stärker im Einklang mit sich zu leben. Da dieses Nachsinnen häufig eine Reaktion auf den Krebs ist, wird zu kurz und oft missverständlich gesagt: »Der Krebs kann Ihrem Leben einen Sinn geben.«

Ich habe Angst hinzugucken

Veränderungen im eigenen Leben sind immer auch mit Angst und Aufregung verbunden. Angst dürfen Sie dabei ruhig haben, denn das ist normal. Wenn ich Patienten vorschlage, in meine Gesprächsgruppe zu kommen, um sich mit anderen betroffenen Krebspatienten auszutauschen, höre ich häufig: »Das möchte ich lieber nicht. Ich glaube, das würde mich nur weiter herunterziehen.« Die Angst, die hinter solchen Äußerungen steckt, ist ernst zu nehmen und zu respektieren. In der Tat kann es passieren, dass es Ihnen erst einmal schlechter geht, wenn Sie anfangen, sich mit Ihrem Leben und Ihren derzeitigen Gefühlen zu beschäftigen.

Wirbeln Sie Staub auf

Es ist ein bisschen wie die Entscheidung, in einen Raum einzutreten, den man seit Jahren nicht geputzt hat. Man zögert, bevor man die Tür aufmacht, weil man genau weiß, dass dahinter eine Menge Arbeit und Staub wartet. Sie können sich entscheiden, den Raum zu verlassen. Dann wird er jedoch weiter verkommen und nicht für sie nutzbar sein. Falls Sie sich entschließen, die Tür zu öffnen und dann langsam anfangen, mit dem Besen in der Hand zu Werk zu gehen, wird das erst mal Staub aufwirbeln. Es wird so staubig in der Luft sein, dass sie manchmal das Gefühl haben werden, nicht atmen zu können. Wahrscheinlich werden Sie dann verzweifelt oder wütend sein, dass Sie überhaupt angefangen haben mit der Putzerei. »Hätte ich den Raum doch zugelassen, dann ginge es mir jetzt besser.« Genauso verhält es sich mit unserer Psyche. Nur, dass wir es hier mit einem Raum in unserer Seele zu tun haben.

Wer sein Leben auf den Prüfstand stellt, wirbelt erst einmal jede Menge Staub auf. Das ist normal.

Machen Sie den Seelenraum bewohnbar

Fangen wir erst einmal an, uns mit belastenden Ereignissen zu beschäftigen, die wir normalerweise verdrängen, weil sie uns ängstigen oder schmerzen, kann es uns in der Tat zunächst schlechter ergehen. Wer jetzt jedoch aufhört zu »putzen«, wird seinen psychischen Zustand dauerhaft verschlechtern oder enorme psychische Anstrengungen aufbringen müssen, um die Belastung wieder aus dem Bewusstsein zu verdrängen. Die Gedanken werden sich aber nicht mehr verdrängen lassen. Gibt der Betroffene an diesem Punkt auf, wird er irgendwann spüren, dass er eine Chance verpasst hat. Ich kann Sie nur dazu ermutigen, weiterzumachen: Kehren Sie weiter den Boden, wischen Sie Staub. Trennen Sie sich von altem Plunder, der Ihnen im Weg steht und sie nur belastet. Schaffen Sie Platz für Neues! Ziehen Sie die Vorhänge auf und putzen Sie die Fenster, damit Sie wieder eine Sicht nach draußen bekommen und lassen Sie Licht hinein! Vielleicht entsteht ein ganz neuer Raum. Ihr Seelenraum, in dem Sie sich wohl fühlen.

Trennen sie sich von altem Plunder! Schaffen Sie weg, was Sie belastet!

Vielleicht setzen Sie sich auch erst einmal in eine Ecke

Es ist möglich, dass allein der Gedanke an weitere Veränderungen sie verängstigt. Dass Sie meinen, durch weitere Gefühle überfordert zu werden. Wenn Sie sich im Moment erst einmal in eine dunkle staubige Ecke setzen möchten, die Augen schließen und gar nichts tun wollen, ist das völlig in Ordnung. Es gilt nicht, Sie mit Gewalt hervorzuziehen und zum Putzen zu bringen. Vielleicht haben Sie im Moment auch noch nicht die Kraft dazu oder müssen sich erst langsam einen Überblick verschaffen.

Wenn es Ihnen psychisch sehr schlecht geht, Sie die eigene Belastung durch die Erkrankung oder zusätzlich schwierige Lebensumstände als erdrückend empfinden, sollten Sie sich Hilfe holen. Dann ist es sozusagen nicht ausreichend, Ihren Raum ein wenig zu kehren.

Richten Sie Ihren Seelenraum so ein, dass Sie sich darin zu Hause fühlen.

Stellen Sie sich jemanden an die Seite, der sich damit auskennt. Entscheiden müssen Sie aber letztendlich allein, wie Sie konkret Ihren Raum »einrichten«. Bedenken Sie dabei immer: Es ist Ihr Seelenraum, in dem Sie leben und sich wohl fühlen möchten. Lassen Sie sich Zeit. Finden Sie Ihren eigenen Weg. Und gehen Sie möglichst nicht allein.

Rast

Stehen am Rande des Todes
ist nicht so anders
als am Rande eines Steilhanges stehen
die Augen nach unten

wenn man fällt
ist es aus

Aber die Aussicht ist weiter
und man atmet tiefer
als im Alltag
und in seiner Allnacht

Erich Fried

Lebensveränderungen nach der Diagnose

Was hat sich in Ihrem Leben seit der Diagnose oder durch die Krebserkrankung verändert? Welche Auswirkungen hatten die medizinischen Therapien, die Sie durchgemacht haben? Wie haben Sie sich als Person, innerlich und äußerlich verändert? Veränderungen können innerhalb aller Lebensbereiche, die im Folgenden aufgeführt sind, stattfinden oder stattgefunden haben.

Nach der Diagnose Krebs wird Ihr bisheriges Leben in der Regel vollständig auf den Kopf gestellt.

- **Gesundheit**

Körperliches Aussehen und Körpergefühl, Energie und Leistungsfähigkeit, Selbstbild, Ernährung, Gesundheitsverhalten, Selbstbewusstsein, Lustempfinden.

- **Soziale Beziehungen**

Kommunikation und Umgang miteinander in der Partnerschaft, Einstellung zu und Leben von Sexualität, Beziehung zu Familie und Freunden, Kontakt mit Bekannten und Kollegen, Vereinsleben, Hobbys.

- **Berufliche Veränderungen**

Arbeitsfähigkeit, Arbeitslosigkeit, Erwerbsunfähigkeit, Rente, Abbruch von Ausbildung oder Umschulung, Veränderung in der Arbeitseinteilung, Beziehung zum Arbeitgeber.

- **Die eigene Person**

Innere Einstellungen zum Leben und zu sich selbst, Glaube und Werte, Prioritäten, Änderungen im Denken und Fühlen, ganz neue Gefühle, Beziehung zu sich selbst, Veränderungen in der Persönlichkeit, Einstellung zur Zukunft.

Übung

Nehmen Sie Schreibblock oder Schreibheft zur Hand und schreiben Sie in Stichworten oder kurzen Sätzen alles – egal, ob positiv oder negativ – auf, was Ihnen zu dem Satzanfang

»Durch meine Krebserkrankung hat sich für mich verändert ...«

einfällt. Orientieren Sie sich dabei an den Lebensbereichen Gesundheit, soziale Beziehungen, berufliche Veränderungen, die eigene Person aus obiger Auflistung.

In den nächsten Kapiteln erfahren Sie, wie Sie mit den Veränderungen innerhalb einzelner Lebensbereiche umgehen und eine positive

Umgestaltung vornehmen können. Machen Sie sich stets bewusst, dass Sie es sind, der das Zepter führt. Es gibt keine allgemein gültigen Regeln, die Sie befolgen müssen. Genauso wenig, wie es Regeln zum Fühlen und zum Denken gibt.

1. Dschungelpfad-Übung

Wenn Sie jetzt Lust haben weiterzumachen, spüren Sie den folgenden Fragen zum Thema »Lebensveränderungen« einen Moment nach:

- Was stellen Sie fest, wenn Sie an die Veränderungen in den einzelnen Lebensbereichen denken, die schon passiert sind? Was fällt Ihnen dabei auf? Welche Gedanken und Gefühle kommen hoch?
- Unabhängig davon, ob es realisierbar ist oder nicht, was können Sie in den einzelnen Lebensbereichen tun, damit es Ihnen besser geht? Was möchten Sie ändern?

Nehmen Sie wieder Ihr Schreibheft zur Hand.

- Schreiben Sie oben auf eine leere Seite ganz groß die Überschrift »Dschungelpfade«.
- Schreiben Sie dann bitte darunter etwas kleiner die Überschrift »Wunschliste der Veränderungen«.
- Und darunter listen Sie Ihre Veränderungswünsche in den einzelnen Lebensbereichen auf.

Fertig? Dann lassen Sie hinter dem gerade Notierten etwa zehn Seiten frei, die brauchen Sie noch für weitere Überlegungen zum Thema »Dschungelpfad«.

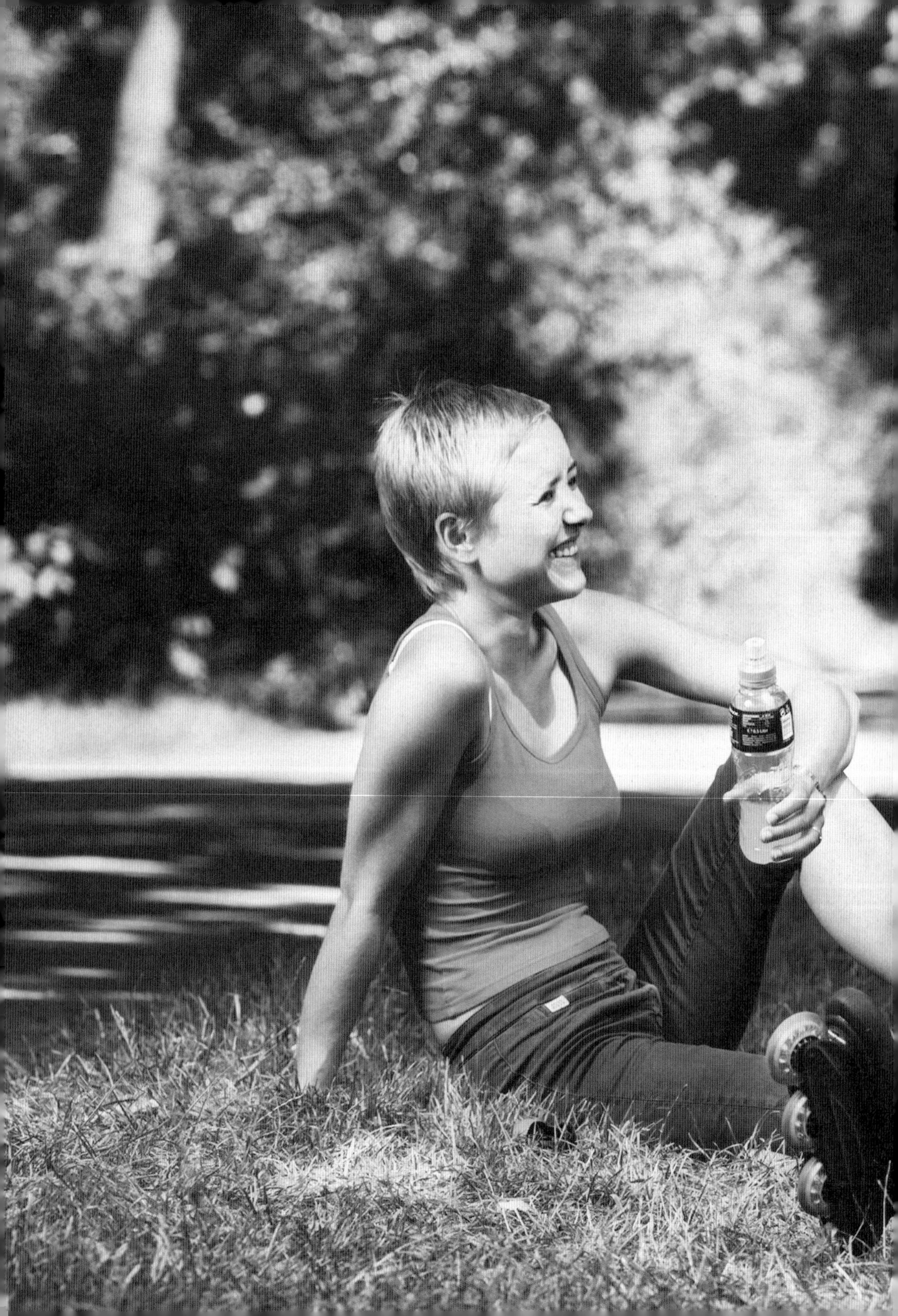

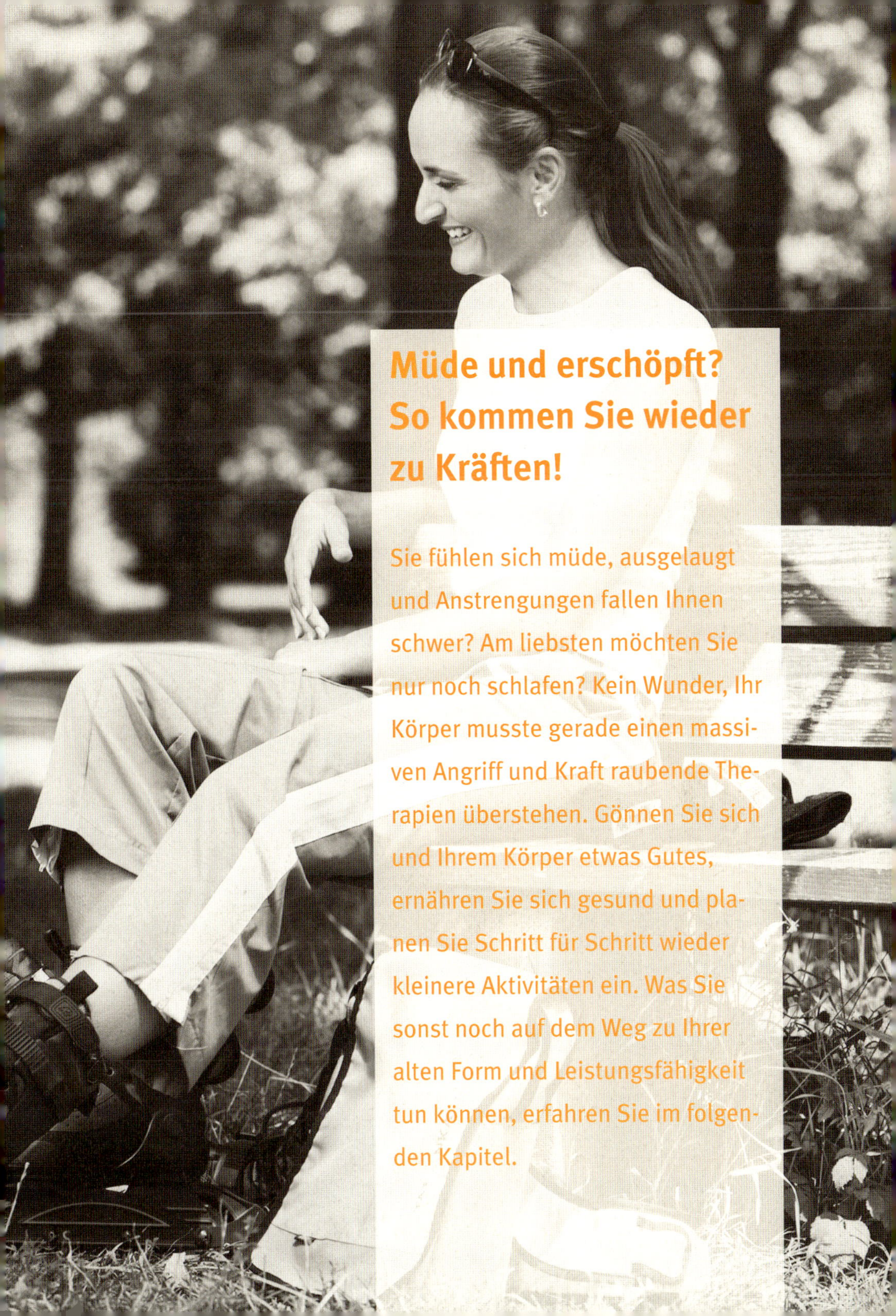

Müde und erschöpft? So kommen Sie wieder zu Kräften!

Sie fühlen sich müde, ausgelaugt und Anstrengungen fallen Ihnen schwer? Am liebsten möchten Sie nur noch schlafen? Kein Wunder, Ihr Körper musste gerade einen massiven Angriff und Kraft raubende Therapien überstehen. Gönnen Sie sich und Ihrem Körper etwas Gutes, ernähren Sie sich gesund und planen Sie Schritt für Schritt wieder kleinere Aktivitäten ein. Was Sie sonst noch auf dem Weg zu Ihrer alten Form und Leistungsfähigkeit tun können, erfahren Sie im folgenden Kapitel.

Wenn die Leistungsfähigkeit auf dem Nullpunkt ist …

Die meisten haben eine Operation hinter sich. Der Eingriff und der anschließende Krankenhausaufenthalt schwächen Körper und Muskulatur. Vielleicht folgten Chemotherapie und Bestrahlungen. Diese Therapien haben nicht nur die bösartigen Krebszellen Ihres Körpers angegriffen und zerstört, sondern auch gesunde Zellen. Die Folge der Behandlungen: Müdigkeit, Leistungsschwäche und Antriebslosigkeit. In der ersten Zeit fällt selbst das Aufstehen und Duschen schwer. Nach jeder Anstrengung hat man das Gefühl, sich hinlegen zu müssen. Die Kraftreserven sind schneller aufgebraucht als früher. Normale Anforderungen des Alltags wie Kochen, Betten beziehen, Einkaufen – sie werden plötzlich zu schwierigen Hürden. Die Vorstellung, wieder einen Arbeitstag bewältigen zu müssen, bereitet den meisten Patienten, die vor der Erkrankung im Berufsleben standen, große Mühe.

»Ich wollte nur noch schlafen …«

»Nach der 1. Chemo erholte ich mich relativ schnell. In den nachfolgenden Zyklen hatte ich dann aber das Gefühl, die Wirkungen summieren sich. Das Gefühl von Schwäche und Abgeschlagenheit wurde immer schlimmer. Wenn ich in das Chemo-Tief kam, hatte ich manchmal das Gefühl, meine Leistungsfähigkeit sank auf ein Prozent. Ich wollte nur noch schlafen. Selbst das Heben meines Armes fiel mir schwer. Nach drei bis vier Tagen stiegen meine Kräfte dann wieder auf vielleicht drei Prozent. Ich war stolz, als ich wieder auf die Toilette gehen konnte. Danach musste ich mich allerdings sofort wieder hinlegen und fühlte mich, als hätte ich gerade einen Marathon hingelegt. Jetzt ist die Chemotherapie schon ein Jahr her. Und ich bin immer noch nicht so fit wie früher. Meine Energie ist viel schneller aufgebraucht. Ständig fühle ich mich matt und erschöpft. Inzwischen habe ich wieder begonnen zu arbeiten. Häufig habe ich schon morgens nach zwei Stunden das Gefühl, nach Hause gehen zu wollen, weil ich nicht mehr kann. Ich bin oft so schlapp und kann mich nicht richtig konzentrieren. Und ich frage mich, wann meine Energie endlich wieder kommt. Wann wird es endlich wieder sein wie vor der Erkrankung?«

Patientin, 43 Jahre, nach Brustkrebs

Fatigue und Krebs

Eine besonders schwere Form der Erschöpfung bezeichnet man als Fatigue (Französisch für: »Ermüdung, Mattigkeit«). Krebspatienten berichten, dass Antriebsschwäche und Müdigkeit tagsüber ständig vorhanden sind und weder durch lange Phasen der Entspannung noch durch ausreichenden Schlaf gemildert werden. Häufig empfinden Betroffene auch eine stark ausgeprägte Konzentrationsschwäche oder Gedächtnisstörung. Nahezu alle leiden in der Zeit nach der Therapie unter Formen der Fatigue in unterschiedlicher Ausprägung.

Viele Patienten leiden allerdings noch Monate, 30 bis 40 Prozent aller Tumorpatienten sogar noch Jahre nach ihrer Krebserkrankung unter dem Gefühl und den Auswirkungen der körperlich-geistigen Erschöpfung und Leistungsschwäche.

Die Angst vor Rollen- und Identitätsverlust

Sie können gleichzeitig Vater, Sohn, ältester Bruder, Ehemann, Familienoberhaupt und Betriebsleiter sein. Oder ebenso Mutter, Tochter, mittlere Schwester, Ehefrau und Verwaltungsfachangestellte. Wir alle üben jeden Tag mehrere Rollen gleichzeitig aus, solche, die wir von Geburt an einnehmen (Tochter oder Schwester zu sein) und solche, die wir uns ausgesucht oder übernommen haben (Hausfrau, selbstständige Künstlerin). Innerhalb der Rollen werden wir auf bestimmte Art und Weise von anderen Menschen beschrieben und beschreiben wir uns selbst, beispielsweise als freundlich, einfühlsam, intelligent und hübsch, hilfsbereit, dumm, gemütlich, erfolgreich und liebenswert, ehrgeizig, anpassungsfähig, neugierig, konfliktfähig oder sensibel. Die Art und Weise, wie wir unsere verschiedenen Rollen ausfüllen, prägen außerdem das Bild, das wir von uns selbst haben und wie wir von anderen betrachtet werden: geschickter Handwerker, autoritärer Vater, tolle Köchin, guter Zuhörer, aktive Rentnerin, witziger Kollege, schlampige Handarbeiterin, riskanter Autofahrer, schneidiger Tänzer, hilfsbereite Nachbarin.

Die Krebserkrankung bringt das traditionelle Rollenbild, in dem Sie sich wohl gefühlt haben, völlig durcheinander.

Unsere Persönlichkeitsmerkmale und spezifischen Verhaltensweisen werden im Laufe unseres Lebens ein Teil von uns, werden zu unserem Selbstbild, unserer Identität. Durch eine Krebserkrankung können sowohl die Rollen, die Sie bislang ausübten als auch die Eigenschaften, die Sie besaßen, ins Wanken geraten. Die Leistungsfähigkeit nach der Behandlung nimmt hier einen besonderen Stellenwert ein. Wer keine Energie hat und leistungsschwach ist, der wird auch bestimmte Aufgaben, die er früher problemlos erledigte, nicht mehr oder nur mit erhöhtem Einsatz schaffen. Ein dadurch drohender Rollenwechsel macht Menschen in der Regel Angst, da sie sich über Jahre hinweg häuslich innerhalb ihrer Rollen eingerichtet haben und sicher fühlen (Überlegen Sie einmal, wie häufig Sie schon gesagt haben: »So bin ich eben.«).

Patienten drücken das Gefühl des Rollenverlustes aus, indem sie sagen: »Ich war vor der Erkrankung ein ganz anderer Mensch. Ich würde gern wieder so sein wie früher.« Vielleicht finden Sie sich in einem der folgenden Beispiele wider: Die Patientin, die überall als »perfekte Hausfrau« galt, kann seit der Behandlung den Haushalt nicht mehr wie früher managen. Tätigkeiten wie Bettenmachen, Bad reinigen, Staubsaugen, die ihr vor der Erkrankung mühelos von der Hand gingen, kosten plötzlich ein unmenschlich hohes Maß an Energie. Schnell ist das Limit erreicht; die Patientin muss sich ausruhen.

Müttern, die stolz auf ihre Geduld im Umgang mit ihren kleinen Kindern waren, liegen jetzt rasch die Nerven blank. Da alle Tätigkeiten mehr Energie kosten, ist es nun wichtiger als früher, dass die Kinder mitmachen. Denn für Störungen und zeitliche Engpässe ist keine Kraft da. Die Mütter werden ungeduldiger, schimpfen häufiger als früher mit ihren Kindern, wenn nicht alles sofort klappt, reagieren auf zeitlichen Druck mit starken Stresssymptomen und leiden zusätzlich selbst unter dem schlechten Gewissen, das sie anschließend plagt. Die bisherige Rolle, eine »gute Mutter« zu sein, wird häufig schmerzhaft in Frage gestellt.

»Ich wollte, dass alles so lief wie früher ...«

»Ich fühle mich so schwach wie nie zuvor. Früher war ich nie krank. Ich kannte das Gefühl gar nicht, bis ich Krebs bekam. Nach der Operation wollte ich so schnell wie möglich in meinen Beruf zurück. Der Alltag sollte wieder anfangen. Ich konnte es gar nicht ertragen, von allen Seiten als Kranker betrachtet zu werden. Schon sechs Wochen nach der Operation bin ich wieder in den Betrieb gegangen und habe acht Stunden täglich gearbeitet. Ich wollte, dass alles so lief wie früher. Nach und nach habe ich gemerkt, dass ich mich tagsüber überforderte, mich kaum noch konzentrieren konnte, dass ich abends total ausgelaugt war und mein Körper es gar nicht ausgehalten hat. Krankschreiben lassen wollte ich mich aber auch nicht mehr, nachdem ich schon so lange gefehlt hatte. Dann hätte mich gar niemand mehr für voll genommen und die Kollegen wären auch sauer gewesen. Das Schlimmste war für mich, akzeptieren zu müssen, dass ich einfach nicht in der Lage war, den Arbeitstag so zu überstehen wie vor der Erkrankung und dass meine Kollegen und Vorgesetzten das auch merkten. Die Verzweiflung und Wut darüber habe ich oft an meiner Familie ausgelassen. Jetzt sehe ich, dass es damals noch viel zu früh war, wieder mit der Arbeit zu beginnen. Ich hätte mir viel mehr Zeit lassen sollen, mich zu regenerieren.«

Patient, 62 Jahre, nach Nierenkrebs

Männliche Patienten haben durch das geringere Kontingent an Energie und Ausdauer oft das Gefühl, nicht mehr die Funktion des Familienoberhauptes erfüllen zu können. Sie fühlen sich nicht stark genug zu arbeiten und die Familie zu ernähren. Sie können es nach Monaten der erzwungenen Ruhe oft nur schlecht tolerieren, sich weiterhin auszuruhen, auf dem Sofa zu liegen, bei Anstrengungen immer wieder ihre körperlichen Grenzen zu spüren. Dazu kommt, dass männliche Patienten aufgrund der Krebserkrankung häufig auch im sexuellen Bereich Leistungseinbußen verbuchen müssen. Dies kann sich wiederum auf die Rolle als Partner und das Selbstbild des Mannes auswirken.

Männliche Krebspatienten müssen nicht selten Leistungseinbußen im sexuellen Bereich hinnehmen.

Wenn Kontakte und Berufsalltag schwer fallen

Wer sich ausgelaugt fühlt, hat wenig Kraft und Lust, sich in Aktivitäten zu engagieren. Die rüstige Dame lässt sich plötzlich nicht mehr beim Tanztee blicken, der ausdauernde Jogger kann nicht mehr mithalten und trifft sich nicht mehr mit den Kollegen zum gemeinsamen Lauf um den See. Soziale Ereignisse wie Partys, Geburtstagsfeiern oder Hochzeiten empfinden Betroffene oft als zu anstrengend und daher belastend. Da sie mit ihren Kräften haushalten müssen, ist es unmöglich geworden, bestimmte Freundschaftsdienste zu übernehmen. Diese Veränderungen haben natürlich einen Einfluss auf die sozialen Beziehungen und Freizeitaktivitäten.

Auch die Rolle im Beruf ist gefährdet. Wer vor der Erkrankung als fleißige Kollegin geschätzt war, die immer hilfsbereit war und nach Feierabend noch Betriebsausflüge organisierte, fühlt sich jetzt vielleicht nicht mehr imstande, die Arbeit überhaupt auszuführen. Gerade Patienten, die körperlich schwer arbeiteten und nach der Erkrankung nicht mehr heben oder tragen dürfen, müssen sich beruflich oft stark umstellen. Manche Patienten werden aufgrund lang andauernder Erkrankung und Leistungsschwäche weit vor dem Erreichen des Rentenalters erwerbsunfähig oder verlieren sogar ihre Anstellungen und finden sich plötzlich in einer Lebenssituation wieder, in der sie nicht nur die Krebserkrankung bewältigen müssen, sondern auch die neue Rolle und Lebensführung eines Rentners oder Arbeitslosen. Allein diese Vorstellung macht Betroffenen Angst.

Bereits die Vorstellung, durch andauernde Erkrankung und damit verbundene Leistungsschwäche erwerbsunfähig zu bleiben, macht Angst.

Übung

- Überlegen Sie einmal, welche Rollen Sie vor der Erkrankung ausgefüllt haben. Schreiben Sie alle auf, die Ihnen einfallen.
- Notieren Sie, wie die Menschen, die Sie kennen, Sie vor der Erkrankung beschrieben hätten. Und wie Sie sich selbst beschrieben hätten.
- Wenn Sie dies gesammelt haben, überlegen Sie, wie Sie sich durch die Krankheit und Ihren Leistungsverlust verändert haben. Wie würden Sie sich selbst und andere Sie jetzt beschreiben? Welche Auswirkungen haben diese Veränderungen auf Ihre Freundschaften, Ihr Selbstbild, den Umgang mit Ihren Kindern und Ihrem Partner, der Ausübung ihres Berufes?

Laden Sie Ihr Gesundheitskonto auf!

Die Leistungsfähigkeit hat einen wichtigen Stellenwert im Leben und einen Einfluss auf fast jeden Lebensbereich. Dadurch kommt es nicht selten zu Veränderungen oder Einbußen in Lebensqualität, Wohlbefinden und Lebensfreude. Umso verständlicher ist Ihre Angst, durch die Krankheit einen dauernden Leistungsverlust zu erleiden. Verständlich sind auch Ungeduld, Verzweiflung und Wut, wenn die erlebte Leistungsschwäche nicht schnell genug wieder aufgeholt wird, der Körper nicht schnell genug wieder so fit wird, wie Sie es sich wünschten. Jetzt hat es Vorrang, dass Sie Ihre Kraftreserven wieder auffüllen und Ihren Körper stärken.

Die Leistungsfähigkeit eines Menschen lässt sich gut mit dem Konto bei der Bank vergleichen. Wir wissen alle, dass man ab und zu Geld einzahlen muss, um nicht in ein finanzielles Desaster zu geraten. Mit unserem Körper gehen wir da oftmals anders um. Wir tun so, als sei unsere Leistungskraft unbegrenzt. Oft missachten wir dabei Signale, die der Körper aussendet. Wir arbeiten weiter, selbst wenn wir schon nicht mehr können und ignorieren die schwer wiegenden Konsequenzen, die ein solches Verhalten für unsere Gesundheit hat. Das ist alles andere als gesund. Um bei unserem Bild zu bleiben: Nach der Behandlung einer Krebserkrankung ist unser Gesundheitskonto weit im Minus. Es ist keine Energie mehr zum Ausgeben da. Ihr Gesundheitskonto muss erst wieder ins Plus gebracht werden.

So kommt Ihre Energie wieder zurück!

Die Strategie, mit der die meisten Patienten ihrer Leistungsschwäche begegnen, ist Ruhe: Viel und lange schlafen, sich häufig auf das Sofa legen, sich so wenige Anstrengungen wie möglich zumuten. Das ist in den ersten Tagen nach der Belastung durch Operation oder Chemotherapie auch tatsächlich gut für Sie. Wenn man sich kraftlos fühlt, kann und möchte man keine anstrengenden Tätigkeiten verrichten.

Ruhe, Ruhe, Ruhe – nur nicht immer

Doch irgendwann ist es wieder an der Zeit, den Körper stückweise zu belasten und damit an Leistung heranzuführen. Oftmals verharren Betroffene in ihrer Passivität, weil Ärzte oder Angehörige ihnen Schonung verordnen. Patienten haben natürlich auch Angst, sich mit Aktivitäten zu überfordern, da sie nicht einschätzen können, was ihr Körper wieder zu leisten imstande ist. Durch Nichtstun kommt Ihre Leistungsfähigkeit jedoch auch nicht wieder. Bloßes Ausruhen bringt die Kräfte nicht zurück, denn es wird kein Guthaben »eingezahlt«. Durch zu lange Passivität wird ihr Gesundheitskonto eher weiter ins Minus abgleiten. Der Körper muss langsam wieder beansprucht werden. Das bedeutet: einige Tage nach der Operation, Chemotherapie oder Bestrahlung wieder aufzustehen, ein paar Minuten auf den Füßen zu bleiben. Später täglich kurze Spaziergänge an frischer Luft zu unternehmen. Anstelle des Fahrstuhls auch mal wieder die Treppe zu benutzen. Wer seinen Körper nach der Therapie zu stark beansprucht, in der Hoffnung, rasch wieder auf die Beine zu kommen und wieder leistungsfähig zu werden, tut sich allerdings auch nichts Gutes. Es gibt einen schmalen Pfad auf der Grenze zwischen gesundem Leistungsaufbau und zu starker Beanspruchung. Diesen gilt es zu finden.

Versuchen Sie, Ihren Körper Stück für Stück etwas mehr zu belasten. Fordern Sie ihn, ohne ihn jedoch zu überfordern.

In der Rehabilitation lernen Patienten mit Unterstützung durch Mediziner, Physio- und Sporttherapeuten einzuschätzen, auf welchem Leistungsstand sie sich befinden, welches Ausmaß an Anstrengung sie einsetzen müssen, um einen Trainingseffekt zu erzielen und ab welchem Punkt sie sich bereits überfordern. Durch die Wanderung auf diesem schmalen Pfad wird sich die Leistungsgrenze stetig nach oben verschieben, ohne dass Sie sich oder Ihren Körper überfordern.

Sportliche Aktivitäten und gesunde Ernährung

Sport ist ein Schlüssel zum Leistungsaufbau. Welche sportlichen Aktivitäten für Sie persönlich am besten geeignet sind, gilt es vielleicht erst herauszufinden.

Falls Sie noch nie in Ihrem Leben sportlich aktiv waren oder durch die Behandlung in Ihrer Kraft, Ausdauer oder Beweglichkeit noch stark eingeschränkt sind, gilt es, im Rahmen von Hocker-, Schulter- oder Wassergymnastik herauszufinden, was Ihnen gut tut und Spaß macht. Das Ergometerrad ist ebenfalls ein hervorragendes Trainingsgerät, um den Kreislauf zu trainieren. Fittere wagen sich an Wandern, Walken, Joggen, Aerobic, Stations- oder Muskeltraining und Schwimmen heran. Finden Sie heraus, welche Sportarten Sie leisten und in Ihren Alltag integrieren könnten. Das Wichtigste am Sport ist, dass man ihn macht und zwar regelmäßig!

Der Powercocktail aus Vitaminen und Mineralstoffen bringt Ihren Körper wieder in Schwung.

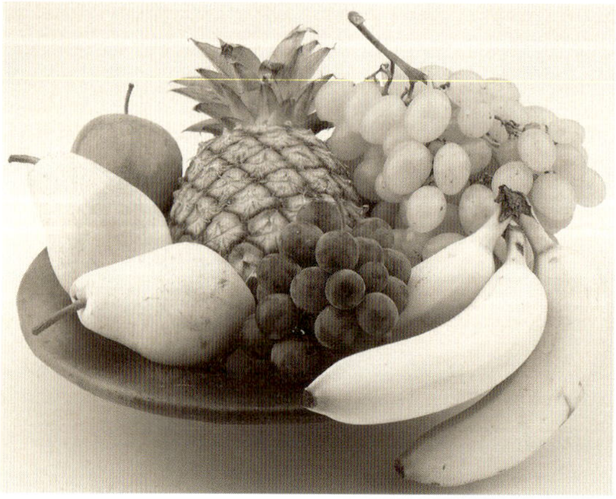

Sich gesund zu ernähren, ist eine weitere Voraussetzung für Ihr Wohlbefinden und den körperlichen Aufbau. Eine ausgewogene ballaststoffreiche Kost sowie die ausreichende Zufuhr von Vitaminen über Obst und Gemüse geben Ihrem Körper die nötige Energie, sich zu regenerieren und körperliche Aktivität zu leisten. Wer sich ungesund ernährt, stellt dem Körper keine ausreichende Energie zur Verfügung. Die Folge: Die Reserven sind rasch verbraucht. Rauchen oder ungehemmter Alkoholkonsum belasten und schwächen den Körper zusätzlich. Versuchen Sie, darauf zu verzichten. Wer keine konkrete Vorstellung davon hat, wie man sich gesund ernährt und die eigene Ernährung umstellen kann, sollte sich beraten lassen. Ärzte und Diätassistenten sind hier die Fachleute und geeigneten Ansprechpartner.

Trennen Sie Wichtiges von Unwichtigem

Wer sich schwach und müde fühlt, kann nicht mehr alle Alltagsaufgaben spielerisch erledigen. Die Verrichtung von Tätigkeiten nimmt sehr viel mehr Zeit in Anspruch als in Tagen hoher Kraft und Ausdauer. Jeder Tag hat aber bekanntlich nur 24 Stunden. Es gibt Menschen, die damit klarkommen, andere hingegen beklagen sich regelmäßig, sie hätten zu wenig Zeit. Niemand hat mehr Zeit, und es wird auch niemand kommen und Ihnen zusätzliche Zeit schenken. Sie müssen mit der Zeit, die Ihnen zur Verfügung steht, auskommen. Planung heißt hier das Stichwort. Als Erstes ist es wichtig, sich einen Überblick darüber zu verschaffen, mit welchen Aktivitäten Ihr Tag ausgefüllt ist. Dann können Sie sich an die neue Gestaltung des Tages und der Aufgaben entsprechend Ihres jetzigen Leistungsvermögens machen. Die abgebildeten Tageskreise helfen Ihnen dabei.

Ihr Ist-Tageskreis

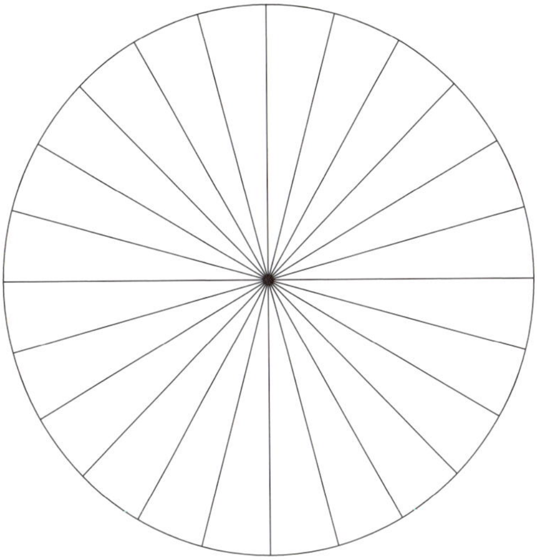

Schreiben Sie Tätigkeiten in die einzelnen Tortenstücke, die Ihren typischen Arbeitsalltag ausfüllen: Wäsche waschen, Essen kochen, einkaufen, Staub saugen ...

Ihr Wunsch-Tageskreis

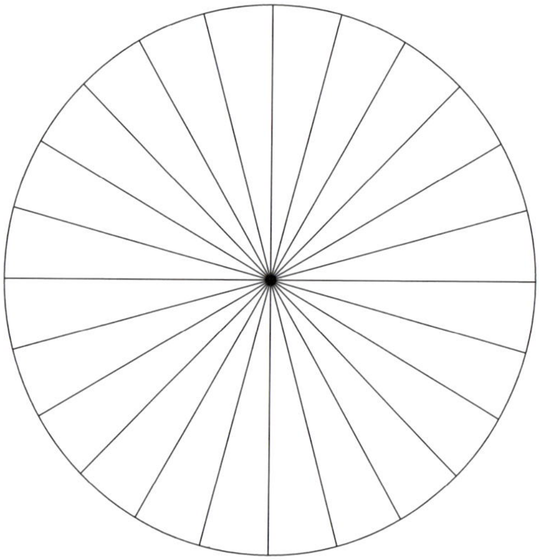

Jetzt schreiben Sie all das auf, was Ihnen wirklich wichtig ist. Versuchen Sie, Ihren Tagesablauf danach auszurichten.

Übung

Die Tageskreise sind für die 24 Stunden des Tages in 24 Tortenstücke eingeteilt.

- Tragen Sie in den Kreis auf S. 55 ein, womit Sie an einem typischen Alltagstag beschäftigt sind und wie lange. Berücksichtigen Sie beispielsweise Zeiten für das Schlafen, die Körperhygiene, den Haushalt, die Versorgung der Kinder, Arbeiten, Hobbys etc. Schreiben Sie die Tätigkeiten in die Tortenstücke. (Sie können die Tortenstücke auch farblich markieren.)
- Schauen Sie sich diesen Kreis in aller Ruhe an und überlegen Sie, ob Ihnen die Aufteilung gefällt, ob Sie sich derzeit damit überfordert fühlen und was Sie daran ändern möchten. Oder angesichts Ihres derzeitigen Leistungsstands kurzfristig ändern sollten.
- Tragen Sie diese Vorstellungen in den oberen Kreis ein. Dieser ist Ihr Wunsch- und Zielkreis, nach dem Sie Ihre neue Tagesgestaltung ausrichten sollten!

Wer wenig Energie hat, muss sich auf die wirklich wichtigen Dinge konzentrieren und die unwichtigen streichen. Planen Sie morgens – am besten schriftlich – welche Aufgaben Sie am Tag erledigen wollen. Vergessen Sie nicht, ausreichend Zeit für die Erledigung einzuplanen. Wer den großen Wochen-Einkauf im Supermarkt am Samstag mit zwei kleinen Kindern wagt, wird wesentlich länger dazu brauchen als jemand, der den Einkauf allein an zwei Nachmittagen auf dem Heimweg vom Büro erledigt. Je mehr zeitliche Puffer Sie einplanen, desto weniger schnell werden Sie an Ihre Leistungsgrenzen kommen und in Stress geraten. Zusätzlich zu den Zeitpuffern ist das Einplanen von Ruhepausen wichtig. Eine »Aufgabe« des Tages sollte immer die eigene Entspannung beinhalten.

Sie müssen nicht perfekt sein

Durch zu viele Aufgaben, hohe Erwartungen anderer oder zu wenig Zeit kann man sich schnell überfordert fühlen, besonders, wenn man wenig Energie hat.

Oftmals sind es jedoch nicht die Anforderungen anderer, sondern unsere eigenen, welche uns in Druck geraten lassen. Selbst wenn die Kraft nur auf Sparflamme vorhanden ist, erwarten viele Betroffene von sich, alle Aufgaben wie immer und möglichst perfekt zu erfüllen.

Mit den Anforderungen, die wir an uns selbst stellen, werden wir nicht geboren, wir erwerben sie im Laufe unseres Lebens. In erster Linie ist hier unsere Erziehung zu nennen sowie die Modelle, von denen wir in unserer Kindheit gelernt haben. Erinnern Sie sich an Aussprüche wie »Erst kommt die Arbeit, dann das Vergnügen«, »Wer auf dem Friedhof liegt, der kann nicht mehr«, »Langes Fädchen, faules Mädchen« oder »Was Du heute kannst besorgen, das verschiebe nicht auf morgen«? Solche und ähnliche Sätze haben Sie und Ihre Einstellung zu Leistung geprägt. Zusätzlich lernten Sie als Kind aus dem Verhalten Ihrer Eltern, also am mütterlichen oder väterlichen Modell, wie das mit der Leistung in der Welt funktioniert und zu sein hat. Fragen Sie sich einmal, ob Ihre Mutter eine penible Hausfrau und gute Köchin war und ob Ihr Vater sein Leben lang hart gearbeitet hat und immer noch den Rasen mäht, obwohl er schon viel zu alt dafür ist.

Planen Sie genügend zeitliche Puffer ein, damit Sie nicht unter Druck bzw. Stress geraten. Und stellen Sie nicht gleich zu hohe Erwartungen an sich.

Die Angst, nicht mehr geliebt zu werden

Eine Nachahmung des elterlichen Verhaltens ist sehr wahrscheinlich. Ein Kind, welches mit hohen Leistungsanforderungen aufwächst, wird diese allmählich in sein »System« aufnehmen und als Erwachsener ein ähnliches Leistungsverhalten zeigen. Wurden Sie als Kind für gute Leistungen gelobt oder ernteten Sie sogar Bewunderung, wenn Sie Aufgaben in Haushalt oder Schule gut erfüllten, werden Sie wahrscheinlich weiter hohe Leistungen angestrebt haben. Jedes Lob ist eine freundliche Zuwendung. Aus dem Wunsch, diese freundliche Zuwendung möglichst häufig, dauerhaft und von vielen Menschen zu erlangen, entsteht oftmals die innere Überzeugung, Leistung zeigen zu müssen, um geliebt zu werden. Je perfekter ich es mache, desto mehr werde ich geliebt. Die Angst, in Zeiten von Leistungsschwäche nicht mehr dazu in der Lage zu sein, ist also auch mit der Angst verbunden, nicht mehr geliebt zu werden. Um nicht in diese Falle zu tappen, sollten Sie die irrationale Überzeugung »Ich muss perfekt sein« immer wieder bewusst in Frage stellen (»muss ich das wirklich?«). Machen Sie sich jeden Tag klar, dass Sie ein liebenswerter Mensch sind und bleiben, unabhängig von Ihrer gezeigten Leistung. Die Menschen um Sie herum werden Sie auch weiter lieben, wenn Sie einmal nicht alle Aufgaben perfekt erledigen.

Keine Angst: Auch wenn Sie nicht »perfekt« sind, werden Sie geliebt!

Nehmen Sie Hilfe in Anspruch und delegieren Sie

Sie erinnern sich an das Bild vom Gesundheitskonto? Die Hilfe von Freunden oder Verwandten einzufordern, ist ein bisschen so wie das Leihen von Energie, weil Ihr Gesundheitskonto im Minus steht. Wenn Sie kein Geld haben, um sich die neue Bluse zu kaufen, müssen Sie es entweder bleiben lassen, Ihr Geld dafür ansparen oder Sie lassen sich die Bluse von jemandem schenken, der gerade mehr Geld hat und es gut mit Ihnen meint. Sie können dieses Beispiel problemlos auf sämtliche Tätigkeiten übertragen, für die Sie Energie verwenden müssten, die sie gerade nicht haben, da Ihr Konto im Minus steht: Fenster putzen, den Kuchen für den Kaffeekranz backen, Getränkekästen schleppen. Sie können es bleiben lassen oder abwarten, bis Sie wieder genügend Energie haben, es selbst zu erledigen oder aber einen netten Menschen um Hilfe bitten, der mehr Energie hat als Sie.

Selbstverständlich waren Sie vor der Erkrankung ein Mensch, der nie um Hilfe gebeten hat, sondern einer, der eher anderen Menschen geholfen hat. Wenn Sie nicht mehr konnten, bissen Sie die Zähne zusammen und sagten sich: »Das geht schon. Da muss ich eben durch.« Sind wir nicht alle so? Natürlich nagt es an uns, wenn wir plötzlich für Tätigkeiten nicht mehr genügend Kraft haben und diese bleiben lassen müssen oder für Handreichungen um Hilfe bitten müssen, die wir vor der Erkrankung mühelos erledigten. Stellen Sie sich einfach einmal die beiden Fragen:

Springen Sie über Ihren Schatten und leihen Sie sich ein bisschen Energie von Freunden, Bekannten und Verwandten.

- Würde ich das Gleiche nicht für einen Angehörigen, Freund oder Kollegen tun, wenn er oder sie Krebs gehabt hätte?
- Wenn es das oberste Ziel ist, dass mein Körper sich wieder erholt, was ist dann wichtiger: saubere Fenster oder ich, der leere Mülleimer oder ich, gebügelte Wäsche oder ich ...?

Wenn Sie es erst einmal um Hilfe gebeten haben, spüren Sie, dass es auch sehr angenehm sein kann, wenn andere Aufgaben für Sie übernehmen. Vergessen Sie nicht: Die meisten Menschen lieben es, anderen zu helfen! Besonders die Menschen, die Sie lieb haben, fühlen sich in der Zeit Ihrer Erkrankung und Genesung oft so hilflos, dass sie dankbar sein werden, Aufgaben übernehmen zu dürfen, die Sie entlasten und die zu Ihrem Wohlbefinden beitragen. Wenn Sie so wollen, tun Sie den Anderen also einen großen Dienst, wenn Sie sich helfen lassen.

Ein besonderer Fall des gesundheitlichen Kontoraubs ist der Haushalt. Wir hören immer wieder von Patienten: »Ich brauche keinen Sport zu machen! Soviel Bewegung, wie ich im Haushalt habe, da trainiere ich schon genug.« Die Auffassung, dass Haushaltsarbeiten den Körper genauso sinnvoll trainieren und aufbauen wie sportliche Aktivitäten, ist allerdings falsch. Deshalb ist es sinnvoll, sich auf jeden Fall um eine Vereinfachung Ihrer Haushaltspflichten zu bemühen, bis wieder genügend Energie zur Verfügung steht. Vor allem dann, wenn Sie durch Lymphödeme oder Operationsnarben in Ihrer Bewegungs- und Belastungsfähigkeit eingeschränkt sind.

Lassen Sie sich im Haushalt unterstützen, bis Sie wieder zu Kräften gekommen sind.

Berufen Sie eine Familienkonferenz ein

Wer hat in der Familie oder Partnerschaft welche Aufgaben im Haushalt? Wie könnte innerhalb der Familie der Notfallplan für alle

Haushaltstätigkeiten aussehen? Wer tut was am wenigsten ungern? Besprechen Sie mit Ihrer Familie, dass aufgrund der Sondersituation eine neue Regelung für den Haushalt getroffen werden muss.

Übung

- Berufen Sie eine Familienkonferenz ein. Alle Familienmitglieder sollten anwesend sein. Falls Sie keine Kinder haben, setzen Sie sich mit Ihrem Partner zusammen. Falls Sie allein stehend sind, müssen Freunde und Verwandte einspringen.
- Erstellen Sie gemeinsam eine Liste von Aufgaben und Tätigkeiten, die in Ihrem Haushalt zur Erledigung anfallen.
- Schreiben Sie hinter jede Tätigkeit den Namen desjenigen, der die Tätigkeit vorerst dauerhaft übernehmen soll. Auch hier gilt: Derjenige eignet sich gut, der die Aufgabe am wenigsten ungern macht.

Der Vorteil einer solchen Neuregelung ist, dass sie konkret mit der Familie besprochen wurde und dass Sie nicht jeden Tag erneut verhandeln müssen, wer den Müll raustragen soll. Falls es Ihnen schwer fallen sollte, Ihre Kinder oder Ihren Partner arbeiten zu sehen, fragen Sie sich ruhig einmal, wie oft Sie selbst bereits zum Wohle aller den Müll rausgetragen, die Socken gefaltet, die Kartoffeln geschält und das Bad geputzt haben. Eine goldene Regel ist jedoch immer zu beachten, wenn Sie Hilfe in Anspruch nehmen oder Ihre Aufgaben delegieren: Die Art der Durchführung und das Ergebnis der Hilfe wird niemals kritisiert! Mit anderen Worten: Es wird nicht gemeckert! Die Missachtung der goldenen Regel führt nach kürzester Zeit dazu, dass Sie alles wieder allein erledigen werden (müssen) und Ihnen viele liebe Menschen zu recht böse sind. Das sollten Sie vermeiden. Schon deswegen, weil Streitereien Ihnen unnötige Energien abzapfen.

Überlegen Sie gemeinsam mit Ihrer Familie, wie Sie Pflichten im Haushalt vereinfachen bzw. an Partner oder Kinder delegieren können.

Lernen Sie, nein zu sagen

Apropos Streitereien: Es reicht nicht aus, Aufgaben an andere zu delegieren. Es gilt auch, die Forderungen, die andere an Sie stellen, zu minimieren, zumindest so lange, bis Sie sich wieder einsatzfähig fühlen. Sagen Sie nein, wenn Sie jemand um Hilfe bittet, Sie sich aber überfordert fühlen. Je wichtiger Ihnen die Menschen sind, desto schwerer wird Ihnen das fallen. Aber helfen kostet Kraft, die Sie gerade nicht haben. Vielleicht haben Sie Angst, dass Sie Freunde verlieren oder Konflikte verursachen, wenn Sie anfangen, sich gegen andere abzugrenzen und nein zu sagen. Das kann auch tatsächlich geschehen. Dennoch sollten Sie sich klar machen, wie wichtig es für Ihre Gesundung ist, mit Ihrer Energie Haus zu halten. Die Energien, die Ihnen nach der Erkrankung zur Verfügung stehen, sollten in erster Linie für Ihr eigenes Wohl eingesetzt werden.

Planen Sie Auszeiten ein!

Wenn Sie sich wieder einmal wie ein Hamster im Rad fühlen, könnte es daran liegen, dass Sie arbeiten und arbeiten, ohne sich zwischendurch eine Pause zu gönnen. Der Vergleich ist also durchaus angebracht. Auf jede Anstrengungs- und Arbeitsphase in Ihrem Leben sollte eine Phase des Ausruhens folgen. Das gilt nicht nur für Menschen, die eine Krebserkrankung erlebt haben, sondern für alle Nicht-Betroffenen gleichermaßen. Doch den Punkt zu finden, an dem der Körper eine Ruhepause benötigt, um sich zu regenerieren, ist gar nicht so einfach. Viele Menschen haben es nie gelernt, in sich hineinzuhorchen, zu spüren, wie es dem eigenen Körper geht, oder sie wollen den Körper seit der Diagnose gar nicht mehr spüren. Viele Patienten erleben ihren Körper während der Erkrankung als schwach oder schmerzhaft. Sie nehmen es ihm übel, dass er krank geworden ist oder erleben ihn als Verräter, als wären sie von ihrem engsten Partner im Stich gelassen worden. Besonders, wenn der Körper im Vorfeld der Diagnose kein Zeichen der schwer wiegenden Krankheit von sich gegeben hat, wie z. B. Schmerzen, fühlen sich die Patienten verunsichert oder sind wütend auf ihn. Kein Wunder also, dass man sich nicht mehr spürt.

Privat wie beruflich gilt: Lernen Sie, nein zu sagen. Setzen Sie sich zuallererst für Ihr eigenes Wohl ein.

Entspannung ist wichtig

Um sich dem eigenen Körper wieder anzunähern, seinen Rhythmus und seine Lebendigkeit zu erleben und den Augenblick nicht zu verpassen, in dem er Ruhe und Erholung braucht, ist es sehr hilfreich, eine Entspannungstechnik zu praktizieren. Entspannungsverfahren wie Yoga, Meditation, Qi Gong, Visualisierung haben unterschiedliche Ursprünge und Herangehensweisen, sind jedoch alle wohltuend. Es gilt nur, die richtige Technik zu finden, und das kann für jeden eine andere sein (siehe auch Seite 85 f.). Aber auch diejenigen unter Ihnen, die keine Entspannungstechnik erlernen möchten, sollten sich Auszeiten gönnen: sich in der Sonne ausruhen, am Teich sitzen und die Enten beobachten, eine halbe Stunde ein gutes Buch zur Hand nehmen, eine Kaffee-Pause machen, sich in einen Sessel kuscheln und Musik hören oder sich einfach nur mal zehn Minuten hinsetzen, aus dem Fenster schauen und an gar nichts denken. Das sind wertvolle Auszeiten, in denen Ihr Körper von seinem Hochleistungsniveau heruntergefahren wird und sich regeneriert. So können Sie auf Dauer wieder leistungsfähig werden und bleiben. Bedenken Sie hierbei: Kurze Pausen mehrmals am Tag bringen Ihrem Gesundheitskonto deutlich mehr als lange Pausen in längeren Abständen!

Gönnen Sie sich mal was

Ein absolutes Muss: Gönnen Sie Seele und Körper regelmäßig kleine Streicheleinheiten. Verwöhnen Sie sich.

Sie kennen es: Kleine Geschenke erhalten die Freundschaft. Das gilt nicht nur unter Freunden, sondern auch in der Beziehung zu sich selbst. Ihr Körper kann ab und zu ein kleines Geschenk vertragen. Nehmen Sie ein warmes Entspannungsbad oder gönnen sich einen Sauna-Besuch, verwöhnen Sie Ihren Gaumen mit einer köstlichen Mahlzeit, lassen Sie sich in der Oper verzaubern und von der Kosmetikerin verwöhnen, genießen Sie ein gutes Gläschen Wein am Abend, schwingen Sie mit Freunden das Tanzbein, gehen Sie in Ruhe Geschäftebummeln oder Hand in Hand mit Ihrer Liebsten durch den Herbstwald. Das sind kleine Geschenke des Genusses, die Seele und Körper gleichermaßen gut tun. Sie werden Ihnen mit erhöhtem Wohlbefinden danken. Probieren Sie es einmal aus!

Erwarten Sie nichts Unmögliches und haben Sie Geduld

Sie werden nicht innerhalb weniger Wochen zu Ihrer alten Leistungsfähigkeit zurückkehren. Geben Sie Ihrem Körper Zeit und haben Sie Geduld. Je verbissener Sie an die Sache herangehen, desto größer ist die Gefahr, dass Sie sich zu viel abverlangen und sich überfordern. Damit würden Sie nur erreichen, dass Ihr Körper irgendwann streikt. Geschieht das, sinken der Selbstwert und das Vertrauen auf die körperliche Genesung. Es drohen Resignation und Depressionen. Es ist besser, in kleinen Schritten voranzugehen und den Körper realistisch einzuschätzen. Horchen Sie in ihn hinein. Wenn Sie morgens ausgelaugt und kraftlos sind, wenn gymnastische Übungen Schmerzen oder zu große Mühe bereiten, sollten Sie auf diese Alarmsignale hören. Finden Sie beim Joggen, Walken oder Schwimmen nur schwer Atem und haben Sie das Gefühl, sich sofort hinlegen zu müssen, ist es Zeit für eine Ruhepause. Nur wer auf seinen Körper hört, kann feststellen, wann er überfordert ist bzw. bereits zu höherer Leistung bereit ist!

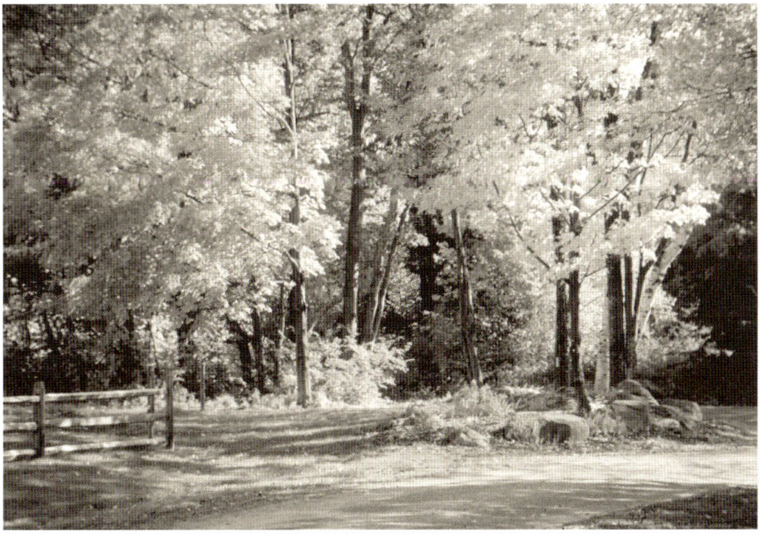

Gönnen Sie sich etwas: Wie wär's mit einem Waldspaziergang?

Akzeptieren Sie das, was Ihr Körper jetzt gerade kann

Wenn Sie merken, dass Sie einen Schritt nach vorn gemacht haben und zu mehr Leistung imstande sind, danken Sie es Ihrem Körper. Seien Sie freundlich zu ihm. Er musste unter zahllosen Angriffen leiden. Nun versucht er, wieder kräftig zu werden. Das ist ein mühsamer Prozess. Wenn Sie den eigenen Körper dafür verachten, dass er nicht schneller regeneriert, werden Sie den Kontakt zu sich selbst und die Hoffnung darauf verlieren, dass es jemals besser werden wird. Je mehr Sie darauf achten, was Sie alles nicht mehr können, desto weniger werden Sie sich mögen. Patienten, die anfangs sehr hart mit sich zu Gericht gehen, überfordern sich zuerst körperlich, verzweifeln dann und resignieren schließlich gänzlich. Das ist der Punkt, an dem vormals sehr zielstrebige Patienten aufhören, die erwünschte Gewichtsabnahme weiter zu verfolgen, sich sportlich zu trainieren oder das Rauchen zu reduzieren.

Stattdessen ist es besser, der Regenerationsfähigkeit des Körpers zu vertrauen. Halten Sie sich jeden Tag vor Augen, welche kleinen Fortschritte Sie gemacht haben. Es schadet dabei nicht, sich manchmal daran zu erinnern, wie schwach Sie direkt nach Operation oder Chemotherapie waren. Verdeutlichen Sie sich, wie viele Treppen Sie inzwischen steigen können, inwieweit sie zu Hause den Haushalt wieder selbst erledigen können und wie viele Stunden am Tag Sie auf den Beinen sind. Wann haben Sie all diese enormen Leistungen Ihrem Körper zuletzt gedankt und ihn mit etwas Genussvollem belohnt?

Vergleichen Sie sich nicht mit anderen Betroffenen

Menschen unterscheiden sich mehr, als es auf den ersten Blick erscheint. Selbst wenn Sie auf einen Mitpatienten treffen, der Ihnen in Geschlecht, Alter, Körpergröße und -schwere, in der Art der Krebsdiagnose und in den erhaltenen Therapien ähnelt, fehlen Ihnen noch immer unzählige Informationen:

Gehen Sie sorgsam und liebevoll mit Ihrem Körper um. Er braucht nach Operation und Behandlung Zeit, sich zu regenerieren.

Welchen körperlichen Belastungen ist dieser Mensch derzeitig ausgesetzt? Welche Belastungen hat er in seinem Leben schon durch Krankheit oder schwere Lebensereignisse ertragen? Welche erblichen Vorbelastungen bestehen? Wie war seine körperliche Leistungsfähigkeit vor der Diagnose Krebs? Wie motiviert ist dieser Mensch, seine körperliche Leistungsfähigkeit wieder aufzubauen und wie ist er früher mit schwierigen Lebenssituationen umgegangen? Wie stark sind sein Herz und sein Verdauungssystem, wie gut funktioniert die Versorgung seines Körpers mit Sauerstoff und Nährstoffen? Wie sind die Zellen seines Körpers beschaffen und auf welchem Stand ist sein Immunsystem? Ein Vergleich mit anderen nutzt Ihnen also überhaupt nichts. Im Gegenteil: Vergleichen Sie sich mit einem anderen Betroffenen, fühlen Sie sich eher schlechter, wenn Sie merken, dass Sie langsamer fit werden, weniger schnell Gewicht ab- oder zunehmen, beim Wandern schneller aus der Puste sind oder weniger Runden laufen können. Wir Menschen neigen dazu, als Ursache für solch scheinbare Misserfolge unsere eigene Unfähigkeit oder Unzulänglichkeit anzusehen, uns also selbst verantwortlich zu machen.

Jeder kennt natürlich auch das umgekehrte Phänomen. Man fühlt sich ein wenig besser, vergleicht man sich mit jemandem, dem es schlechter geht. Wie lange jedoch hält das gute Ergebnis eines solchen Vergleichs vor und welche Auswirkung hat es tatsächlich? In welchem Ausmaß Ihre Leistungsfähigkeit abgenommen hat, wie sehr Sie darunter leiden und wie schnell Sie Ihre Kraftreserven wieder aufladen, betrifft ganz individuell nur Sie selbst. Verschwenden Sie nicht Ihre kostbare Zeit und Energie, ständig nach rechts und links zu schauen, wie es die anderen machen. Höchstens, um freundlich »Hallo« zu sagen.

2. Dschungelpfad-Übung

Zum Schluss dieses Kapitels denken Sie – wenn Sie mögen – einen Moment über die folgenden Fragen zum Thema Leistungsfähigkeit nach:

- Was stellen Sie fest, wenn Sie an Ihre eigene Leistungsfähigkeit und den Umgang mit Energie, Zeit und Stress denken? Was fällt Ihnen dabei auf? Welche Gedanken und Gefühle kommen hoch?
- Unabhängig davon, ob es realisierbar ist oder nicht, was sollen Sie in Bezug auf Ihre Leistungsfähigkeit tun, damit es Ihnen besser geht? Was möchten Sie ändern?

Nehmen Sie sich wieder Ihren Block zur Hand und suchen Sie die Stelle mit dem Titel »Dschungelpfade«. Schreiben Sie unterhalb des letzten Eintrags die Überschrift »Umgang mit meiner Leistungsfähigkeit, Zeit und Stress« und darunter Ihre Veränderungswünsche. Schreiben Sie alle auf, die Ihnen einfallen.

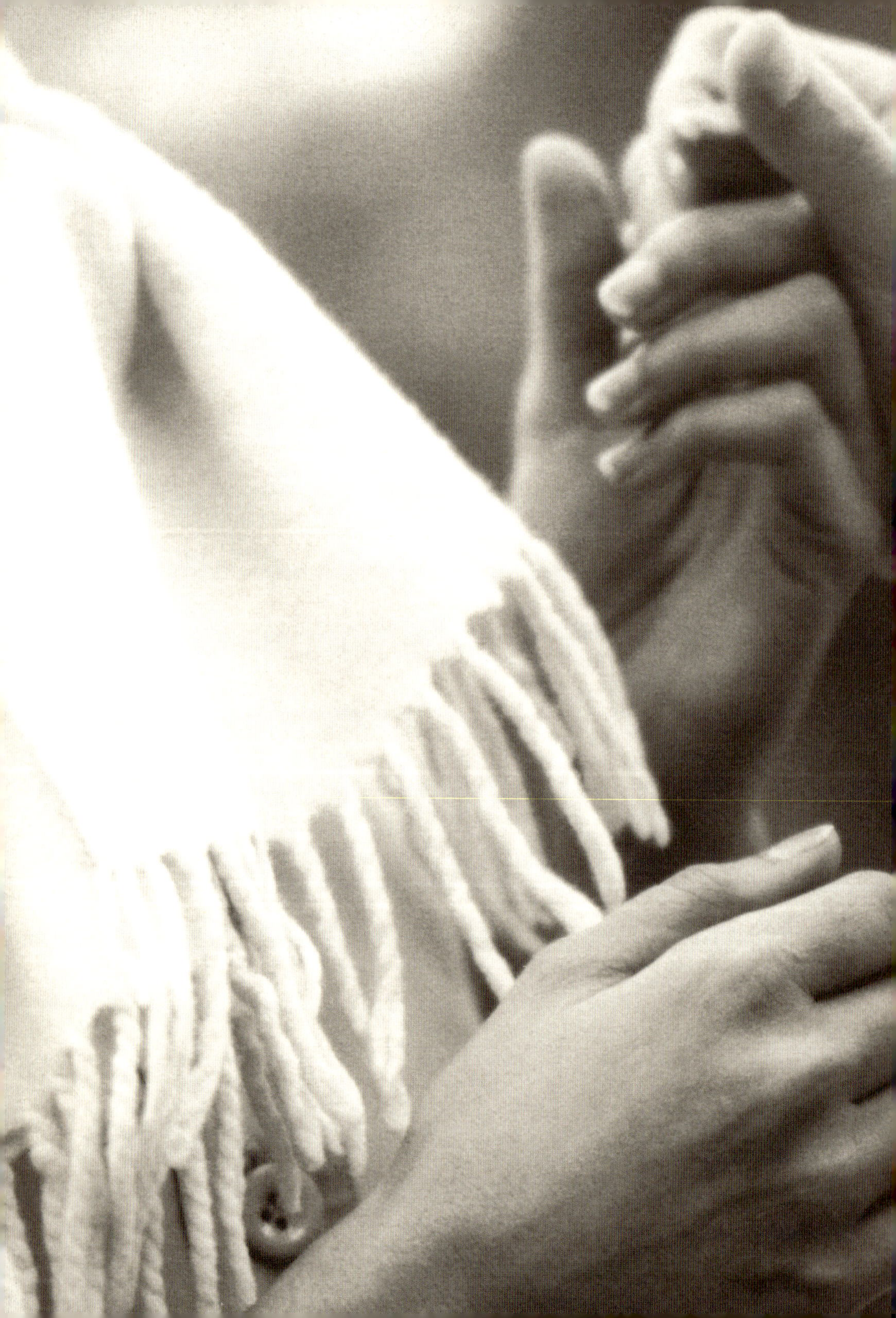

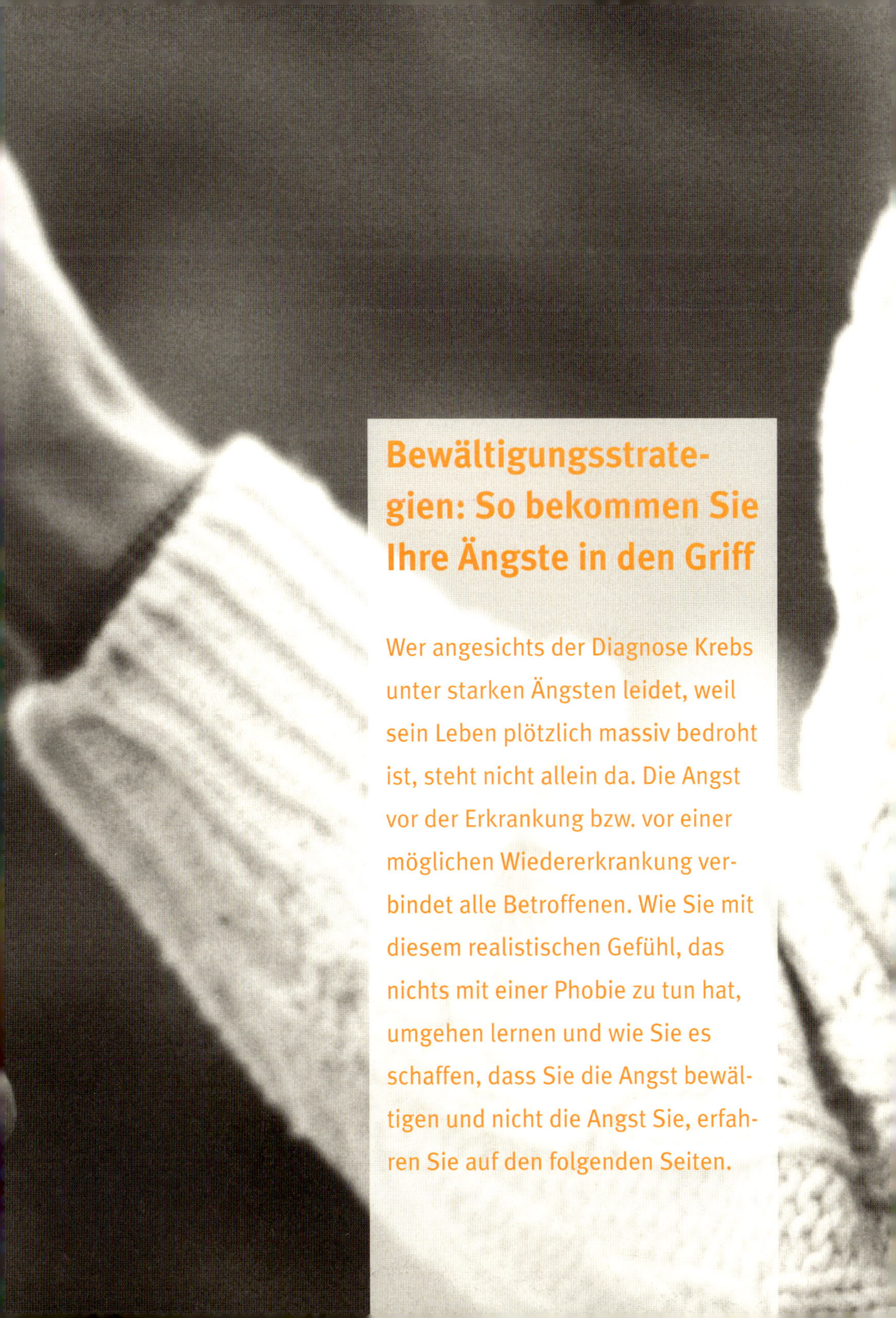

Bewältigungsstrategien: So bekommen Sie Ihre Ängste in den Griff

Wer angesichts der Diagnose Krebs unter starken Ängsten leidet, weil sein Leben plötzlich massiv bedroht ist, steht nicht allein da. Die Angst vor der Erkrankung bzw. vor einer möglichen Wiedererkrankung verbindet alle Betroffenen. Wie Sie mit diesem realistischen Gefühl, das nichts mit einer Phobie zu tun hat, umgehen lernen und wie Sie es schaffen, dass Sie die Angst bewältigen und nicht die Angst Sie, erfahren Sie auf den folgenden Seiten.

Wenn Angst sich breit macht …

Einige Betroffene leiden massiv unter der Angst vor Wiedererkrankung und fühlen sich ständig bedroht. Jeder Gang zur Nachsorgeuntersuchung wird zur psychischen Tortur. Sie fühlen sich wie gelähmt, hilflos und auch sehr isoliert mit dieser Belastung. Selbst Jahre nach der Diagnose Krebs erleben sie die Angst vor einer möglichen Wiedererkrankung, die so genannte »Rezidivangst«. Andere Betroffene kennen diese Form von Ängsten nicht. Sie haben zwar noch ein mulmiges Gefühl, wenn der Arzt Ihnen die Ergebnisse der Nachsorgeuntersuchung präsentiert, ansonsten geht es ihnen aber gut. Beides ist möglich.

Sie dürfen Angst haben

Einem Krebspatienten zu sagen, er solle aufhören, Angst zu haben, ist so, als würde man einem Stotterer sagen, es solle sofort aufhören zu stottern. Auf Knopfdruck funktioniert das nicht. Obgleich dies nicht der Unfähigkeit der Betroffenen entspringt, fühlen diese sich angesichts ihrer scheinbar unzulässigen Ängste häufig schuldig. Die Angst ist realistisch. Sie ist die Folge Ihrer Krebserkrankung und (in der Regel) nicht Ausdruck einer behandlungsbedürftigen psychischen Erkrankung. Körper und Seele haben mit der Diagnose eine traumatische Erfahrung gemacht. Alles, was vertraut, sicher und selbstverständlich war, wurde plötzlich in Frage gestellt. Eine Verletzung des Körpers und ein möglicher Tod wurden Ihnen vor Augen geführt, und auch die Behandlungszeit hatte viele negative Auswirkungen auf Ihren Körper und Ihr Leben. Diese Erfahrung ist jetzt Teil Ihrer Lerngeschichte.

Angst zu haben ist etwas völlig Normales, nicht Ausdruck einer behandlungsbedürftigen psychischen Erkrankung.

Aufgrund der massiven Bedrohlichkeit dieser Lernerfahrung werden Sie immer wieder Ängste erleben, sobald Sie mit dem Thema »Krebs« konfrontiert werden. Denn dieses Thema birgt Erinnerungen. Sie können die Ängste nicht ausblenden wie ein gesunder Mensch, der sich lieber nicht mit unangenehmen Themen wie Krebs auseinander setzt. Das Thema ist zu real, zu nah für Sie. Verstärkend wirkt sich aus, dass der eigene Handlungsspielraum bei Krebs sehr gering ist und auch so empfunden wird. Durch die wenigen Ansatzpunkte zur Bekämpfung dieser Erkrankung wächst die Angst und

Hilflosigkeit, das Gefühl des Ausgeliefertseins. Es ist also eine ganz normale und angemessene Reaktion Ihres Körpers und Ihrer Seele auf eine erlebte Bedrohung, wenn Sie Rezidivängste verspüren.

Wer Angst hat, läuft nicht Gefahr, wieder zu erkranken

Die Sorge von Betroffenen, durch das Empfinden und Zulassen von Ängsten wieder krank zu werden, haben wir im ersten Kapitel bereits besprochen. Betroffene befürchten darüber hinaus manchmal, die bloße gedankliche oder gefühlsmäßige Beschäftigung mit dem Thema Angst hätte die Macht, die Krebserkrankung zurückzubringen. Diese Sorge entspringt unserer magischen Vorstellungen »Sprich nur genug darüber, dann tritt es auch ein. Wenn du noch länger darüber nachdenkst, passiert es auch.« Die Sorgen sind an dieser Stelle unbegründet. Weder das Erleben von Angstgefühlen noch sorgenvolles Grübeln und auch nicht die Beschäftigung mit Ihren Ängsten im Rahmen von psychoonkologischen Gesprächen bringt die Erkrankung zurück.

Wer sorgenvoll grübelt, muss nicht befürchten, dass die Erkrankung deshalb zurückkehrt.

Ich möchte, dass die Angst ganz aufhört

Das können Sie und ich leider nicht leisten, auch wenn wir es noch so gern wollten. Kein Psychologe oder Arzt, kein Angstbewältigungstraining kann bewirken, dass die Angst gänzlich aufhört und nicht mehr wiederkommt. Wie gesagt, die Angst hat ihre Berechtigung, sie ist erlernt und wird durch verschiedene Situationen immer wieder ausgelöst. Das, was Sie tun können, ist sich mit Ihren Ängsten auseinander zu setzen und Strategien zu lernen, die Sie zu einem besseren Umgang mit der Angst befähigen, sie auf ein erträgliches Maß zu bringen. Je intensiver Sie sich mit dem Thema beschäftigen, desto vertrauter werden Ihnen die Strategien zur Angstbewältigung. Denken Sie an Ihren staubigen Raum, der lange Zeit unter Verschluss stand. Wenn Sie weiter kehren, wird die Luft besser werden!

Die Angst vor einer möglichen Wiedererkrankung

Konträr zu dem Gefühl, hoffnungsvoll in die Zukunft zu blicken und an die eigene Gesundung zu glauben, steht das Wissen, dass die Krebserkrankung wiederkommen und zum Tode führen kann. Für die meisten Menschen ist Krebs eine unheilbare Erkrankung, der sie nicht entkommen können. Eine der ersten Reaktionen auf die Diagnose ist daher der Gedanke »Muss ich jetzt sterben?« Die Vorstellung, frühzeitig durch die Krankheit aus dem Leben scheiden, seine Lieben verlassen zu müssen und nicht mehr all seine Pläne verwirklichen zu können, ist beängstigend. Es gibt jedoch viele Betroffene, die sich nicht vor dem Tod selbst am allermeisten fürchten, sondern vor dem Leidensweg, der dem Tod möglicherweise vorausgeht. Die Vorstellung, abzumagern, unerträgliche Schmerzen zu erleiden, von Morphium betäubt dahinzudämmern und hilflos und schwach vor sich hinzusiechen, ist massiv Angst erzeugend.

Verlust körperlicher Unversehrtheit

Die Rezidivangst schließt auch die Beeinflussung des Körpers durch die erneute Erkrankung und medikamentöse Therapie ein. Die Angst vor Operationen, davor, dass der Chirurg Fehler machen könnte, dass Schmerzen oder entstellende Narben verbleiben. Amputationen, der Verlust der Brust oder der Hoden oder die Anlage eines künstlichen Darmausgangs verdeutlichen den Betroffenen, nicht mehr unversehrt zu sein. Die Vorstellung, sich nicht mehr von der körperlichen Schwäche zu erholen, macht Angst. Die körperlichen Veränderungen durch die Behandlung erzeugen auch häufig Veränderungen im Selbstbild und damit im Selbstvertrauen der Betroffenen. Und die Verletzlichkeit des eigenen Körpers macht deutlich, wie fragil die eigene körperliche Existenz ist.

Die Verletzlichkeit des eigenen Körpers macht deutlich, wie fragil die Existenz ist.

Verlust von Identität und Selbstbild

Der Verlust von Energie, der meist mit der Erkrankung einhergeht, bringt notwendige Änderungen in der Handhabung des Alltags mit sich und hat Auswirkungen darauf, wie wir unsere beruflichen und privaten Rollen ausüben. Auf den Seiten 49 ff. wurde diese Angst vor Identitäts- und Rollenverlust bereits ausführlich besprochen.

Verlust von Autonomie

Die durch ein Rezidiv und dessen Therapie ausgelösten Beschwerden und die damit einhergehende Leistungsschwäche birgt auch die Gefahr, an Autonomie, also freier Entscheidung, eigenem Willen und eigener Tat, einzubüßen. Die Vorstellung, durch eine Verschlimmerung der Erkrankung stark im eigenen Handlungsspielraum eingeschränkt zu werden, Entscheidungen nicht mehr eigenverantwortlich lenken zu können, Hilfe für Tätigkeiten in Anspruch nehmen zu müssen, die einem früher leicht fielen und dadurch auch ein Stück weit von anderen Menschen abhängig zu sein, ist für viele Betroffene ein beängstigender Gedanke. Ein bei Fortschreiten der Erkrankung drohender Verlust an Aktivität, die Vorstellung, im Rollstuhl zu sitzen, gewaschen oder gefüttert werden zu müssen, ist stark Angst erzeugend.

Der Gedanke, nur noch Ballast für die Familie zu sein, ist erschreckend.

Verlust von sozialen Beziehungen und drohende Isolation

Bekannte und Freunde wissen häufig nicht, wie sie auf den Betroffenen zugehen sollen. Die eigene Familie versteht ihn und seine Reaktionen plötzlich nicht mehr. Einladungen werden spärlicher. Die Nebenwirkungen von Chemotherapie, Bestrahlung oder eine durch Immunschwäche bedingte Isolation tun ihr Übriges: Die Betroffenen geraten ins soziale Abseits und büßen Sozialkontakte zu Freunden, Arbeitskollegen und Familie ein. In vielen Fällen lösen sich auch Partnerschaften auf. Dadurch geht die in der Erkrankung so dringend benötigte Unterstützung durch das Umfeld verloren, die Patienten fühlen sich einsam. Die sozialen Beziehungen werden meist später, wenn es den Betroffenen besser geht, mühsam zurückerobert. Ein durch Wiedererkrankung möglicher erneuter Verlust der Sozialkontakte und die Rückkehr der Einsamkeit ist daher ein beängstigender Gedanke für die Betroffenen.

Was bedeutet der Satz »Ich habe Angst«?

Übung

Was bedeutet Ihre Angst für Sie? Schreiben Sie alles auf, was Ihnen zu dieser Frage einfällt. Notieren Sie, welche Gedanken hochkommen, wenn Sie Angst haben, welche Gefühle Sie dabei empfinden und welche Reaktionen Ihr Körper zeigt.

In meinem Angstbewältigungstraining stelle ich diese Frage als Erstes. Das Erleben, das Patienten mir im Laufe der Jahre auf die Frage geschildert haben, ist hier für Sie zusammengefasst.

Körperliche Angstreaktionen

»Wenn ich Angst habe, reagiert mein Körper so darauf ... : ... mein Herz schlägt wie wild, der Puls rast, ich zittere, friere, habe Gänsehaut, die Haare stehen mir zu Berge. Ich habe Beklemmungsgefühle, Atemnot oder das Gefühl, nach Luft schnappen zu müssen, als würde mir etwas den Brustkorb einengen. Innere Unruhe, Fluchtimpulse, Hitzewallungen, Schweißausbrüche oder kalter Schweiß, Magenkrämpfe, Muskelverspannungen, Appetitlosigkeit, Verstopfung oder Durchfälle, Einschlaf- und Durchschlafstörungen quälen mich. Manchmal muss ich mich sogar übergeben, meine Haut kribbelt oder juckt, ich kann mich auf nichts richtig konzentrieren, habe einen Kloß im Hals, mir ist schwindelig und ein Gefühl von körperlicher Schwäche lähmt mich ...«

Angstgedanken

»Gedanken kommen hoch, wie ...: ... was, wenn ich wieder krank werde? O nein, bitte nicht ich, bitte nicht noch ein Mal! Der Arzt hat so komisch geguckt: Ist da wieder was? Wie geht es dann weiter? Muss ich dann wieder eine Chemotherapie oder Bestrahlung machen? Was kann man jetzt noch gegen den Krebs tun? Gibt es überhaupt noch Behandlungsmöglichkeiten oder bin ich vielleicht austherapiert? Schafft mein Körper es überhaupt, das erneut durchzustehen? Wie geht es finanziell weiter? Kann ich von Krankengeld auf Dauer leben und was ist, wenn ich verrentet würde? Wie werden meine Lieben die schlimme Nachricht verkraften; werden sie zusammenbrechen? Keiner wird das ertragen, wenn ich schlimmer erkranke! Das ist das Ende! Muss ich an dem Krebs sterben? Werde ich elendig dahinsiechen und eine Belastung für alle um mich herum sein? Werde ich meine Enkel aufwachsen sehen? Wer ist für meinen Mann da, wenn ich sterbe und wer kümmert sich um meine Kinder ...?«

Angstgefühle

»Viele Gefühle sind in mir ... : ... Gefühle von innerer Unruhe, Angst, Panik, Horror. Ich fühle mich unter starkem Druck, bin wie im Alarmzustand, wütend und zugleich hoffnungslos, habe das Gefühl, dass mich die Angst anspringt, in meinem Inneren hochkriecht, mich ganz in der Gewalt hat. Verzweiflung, Selbstaufgabe und Niedergeschlagenheit wechseln sich ab, ich hänge im schwarzen Loch, bin ausgeliefert, ohnmächtig, hilflos, wie gelähmt. Manchmal bin ich gefühllos, voll innerer

Kälte, spüre mich gar nicht mehr oder als wenn ich neben mir stehe, erlebe mich wie in einem Film. Dann wieder fühle ich mich einsam, von allen Menschen isoliert, als Außenseiter, vom Schicksal bestraft; spüre Traurigkeit, Endzeitstimmung, habe das Gefühl, bedroht zu werden, mich nicht wehren zu können, machtlos zu sein. Ich habe Depressionen, fühle mich gereizt und überfordert, meine Nerven sind bis zum Zerreißen gespannt ...«

Es kann sein, dass sich Ihr Erleben, Ihre eigenen Antworten von den hier vorgestellten unterscheiden. Ein Richtig oder Falsch gibt es nicht.

Wann kommt die Angst?

In der Regel erleben Betroffene ihre Angst vor Wiedererkrankung nicht permanent. Es gibt Phasen am Tag, an denen die Betroffenen nicht besorgt sind, sondern ihr Leben und den Moment genießen, abgelenkt sind, mit anderen scherzen und sich leicht und glücklich fühlen. Vielmehr verhält es sich so, dass die Ängste zu bestimmten Zeitpunkten, in bestimmten Situationen auftreten. Schreiben Sie – wenn Sie mögen – alles auf, was Ihnen auf diese Frage einfällt: Wann, also in welchen Situationen, kommen meine Ängste hoch?

Ich möchte an dieser Stelle wieder Betroffene zu Wort kommen lassen.

Angstsituationen

»Meine Angst kommt hoch, wenn ... ich nachts allein im Bett liege, es ganz leise und dunkel um mich herum ist. Wenn ich körperliche Beschwerden habe oder irgendwo Schmerzen bekomme. Genauso, wenn ich merke, dass ich keine Energie habe und nichts mehr leisten kann, mich ständig erschöpft fühle. Wenn ich an die Zukunft denke. Auch wenn ich das Fernsehen anschalte und die 100. Sendung über Krebs kommt, wenn ich in der Zeitung Horrormeldungen über Krebstote lese oder wenn ich tagsüber allein bin und zur Ruhe komme, nichts tue, was mich von der Angst ablenkt. Schon ein bis zwei Wochen, bevor ich zur Nachsorgeuntersuchung muss, kommen die Ängste. Auch wenn Behandlungen oder medizinische Eingriffe anstehen und während ich vom Arzt untersucht werde, z. B. wenn Ultraschall durchgeführt wird. Außerdem, wenn ich auf die Ergebnisse der Untersuchungen warte oder wenn ich Post vom Krankenhaus bekomme. Meine Angst kommt auch, wenn ich zu viel mit Mitbetroffenen spreche und deren Geschichten höre, wenn mich ein Arzt nach meiner Erkrankung fragt, wenn Bekannte geschockt auf meine Erkrankung reagieren und mir von Fällen erzählen, die schlecht ausgegangen sind, und auch wenn ich erfahre, dass befreundete Mitbetroffene wiedererkrankt oder gestorben sind. Beim Krankenhausbesuch oder beim Ankommen in der Rehaklinik habe ich Angst, vor allem durch die Vorstellung, lauter sterbenskranke Menschen zu sehen. Auch wenn ich einen Urlaub plane und plötzlich daran denke, ob ich den wirklich noch erleben werde. Wenn ich in einer Menschenmenge stehe und mir bewusst wird, dass ich krank bin. Wenn ich etwas ganz besonders Schönes erlebe, in Momenten besonderen Glücksgefühls, z. B. zu Weihnachten oder einfach nur wenn ich mit meiner Familie lache, mit meinem Enkel schmuse oder wenn ich meine Kinder beim Schuhe zubinden betrachte und mich plötzlich frage, wer das machen wird, wenn ich nicht mehr da bin ...«

Strategien zur Angstbewältigung

Bei einer aktiven Angstbewältigung geht es darum, sich die Entstehung der Angst bewusst zu machen und möglichst viele verschiedene Verhaltensweisen parat zu haben, mit denen in den unterschiedlichsten Situationen Ängste gemildert werden können. Wenn wir das alles einmal schematisch darstellen, ergibt sich folgendes Bild:

Mitten am Tag kommen Sie mit einem Thema in Berührung, das Sie an Ihre Erkrankung erinnert. Dies löst sofort Angst, also körperliche Reaktionen, Angstgedanken und -gefühle aus. Dieser Ablauf ist in der Abbildung »Modell der Angstbewältigung« dargestellt. Lassen Sie sich von der schematischen Darstellung nicht verwirren: Natürlich laufen Gedanken und Gefühle gleichzeitig ab und nicht nacheinander. Ihre Angstinhalte so getrennt zu analysieren, konkret zu benennen und geordnet darzustellen, kann sich jedoch bereits angstmildernd auswirken! Das Bild zeigt, wie es weitergeht: Immer, wenn Sie sich in einer Angst erzeugenden Situation befinden, die entsprechende Gefühle und Gedanken auslöst, wenden Sie bewusst oder unbewusst ein Verhalten an, um die Angst loszuwerden oder zu mildern. Diese Verhaltensweisen nennt man auch »Strategien zur Angstbewältigung«. Im Folgenden stelle ich Ihnen die wichtigsten Strategien vor.

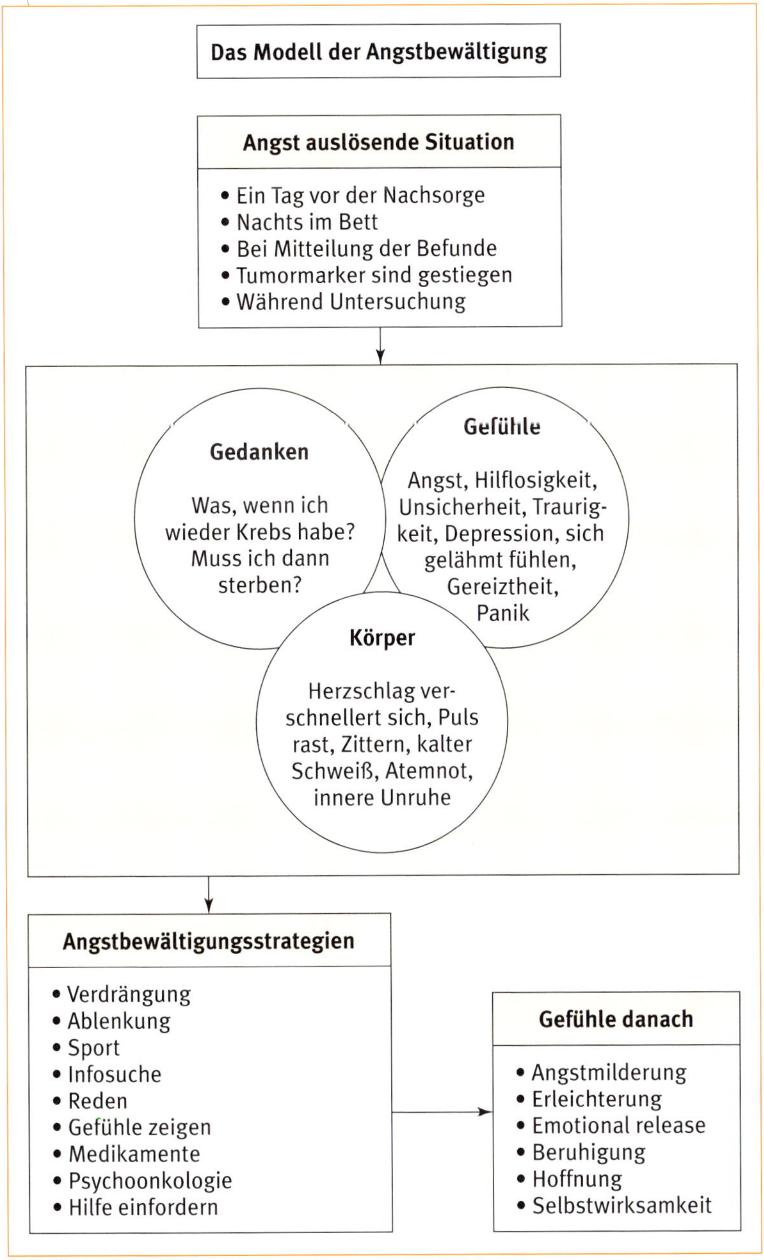

Angst zu haben ist normal. Damit die Angst Ihr Leben nicht bestimmt, sollten Sie Angstbewältigungsmechanismen parat haben.

Akzeptieren Sie die Angst

Leicht gesagt, aber wie? – mögen Sie jetzt denken. Zunächst einmal sollten Sie versuchen, Ihre Ängste als natürlich zu begreifen. Nehmen Sie Ihre Befürchtungen ernst, bagatellisieren Sie diese nicht, geben Sie ihnen vielmehr Raum. Wenn Sie zur Überzeugung gelangen, dass Sie Angst haben dürfen und dass diese in Ihrer Situation normal ist, werden Sie anfangen, Ihre Gefühle anzunehmen und mit ihnen zu leben. Das ist ein Prozess, genau wie die gesamte Krankheitsbewältigung, da sich ja auch die Ängste verändern, mal mehr, mal weniger aufdringlich sind und durch Ihre Strategien beeinflusst werden. Wichtig ist, die Ängste nicht blind bekämpfen und beseitigen zu wollen. Vielmehr gilt es, Strategien zu finden, die hilfreich im Umgang mit der vorhandenen Angst sind und diese anzuwenden.

Reden Sie über Ihre Ängste

Über die eigenen Ängste und Sorgen zu reden, ist eine heilsame Strategie. Reden Sie sich Ihre Nöte von der Seele.

Es tut gut, jemanden zu haben, der zuhört. Über die Angst zu reden und sich verstanden zu fühlen, hilft. Vielleicht denken Sie, niemand wolle etwas von Ihren Befürchtungen hören. Oder es ist nicht Ihre Art, andere Menschen zu belasten. Denken Sie trotzdem darüber nach, wer in Ihrem Umfeld es aushalten könnte, von Ihren Ängsten zu hören, ohne diese abzuwerten oder zuzudecken. Wem können Sie Ihre Emotionen mitteilen, von wem fühlen Sie sich verstanden? Darüber reden wird Sie entlasten, Sie sind danach in der Lage, Ihre Angstgedanken und -gefühle einzuordnen. Vielleicht betrachten Sie nach dem Gespräch auch alles aus einem anderen Blickwinkel, der weniger furchterregend ist. Reden ist eine der heilsamsten Strategien. Sie ermöglicht Ihnen nicht nur eine Angstmilderung, sondern schafft auch ein Vertrauensverhältnis und eine große Nähe zu demjenigen, der mit Ihnen die Ängste teilt.

Lassen Sie Ihre Gefühle heraus

In Angstsituationen entwickelt unser Körper große Energie- und Kraftreserven, um das Angstobjekt zu bekämpfen oder davor zu flüchten. Bezogen auf einen bissigen Hund, der plötzlich zähnefletschend vor uns auftaucht, ist das sicher sinnvoll. Bezogen auf die Krebserkrankung ist beides – sowohl bekämpfen als auch flüchten

– leider unmöglich. Das Mehr an Energie ist jedoch da, und Sie sollten dafür sorgen, dass es verbraucht wird. Reden ist eine Form des Herauslassens. Andere Formen sind Weinen, Schreien oder Rennen. Dadurch kann sich Ihre Angst entladen. Passiert das nicht, besteht die Gefahr, dass Sie die Gefühle in sich hineinfressen, ansammeln und aufstauen.

Der Dampfkessel-Effekt

Wie bei einem Dampfkessel, in dem der Druck stetig wächst, droht dann der Kessel irgendwann zu platzen. Das Herauslassen der Ängste ist vergleichbar mit dem Öffnen eines Druckventils, durch das Dampf nach außen abgeführt wird, damit der Druck im Inneren des Kessels wieder nachlässt. In der Fachsprache der Psychologen nennt man den Vorgang der emotionalen Entladung und Erleichterung inneren Drucks »Katharsis«. Sie können es aber auch weiter »Dampfkessel-Effekt« nennen. Der innere Dampf muss raus, egal in welcher Form.

Die empfundene innere Unruhe und Angst kanalisieren sich ansonsten womöglich in Wut, da Wut und Aggression für uns Menschen erträglicher sind als Angst. Die Folge: Sie rasten schon wegen Kleinigkeiten aus, und einige Tage vor der Nachsorge fangen Sie an, Ihren Partner anzuschreien und die Kinder wegen Nichts auszuschimpfen. Überlegen Sie einmal, wer Ihre Wut zu spüren bekommt. Meist derjenige, der sie aushält. Die Wut ist also ein Angstgefühl bzw. ein Resultat Ihrer Angst, aber auch eine unbewusste Strategie zur Angstbewältigung. Das bedeutet für Sie: Lassen Sie Ihre Gefühle heraus – auch (und besonders) die unguten!

Lassen Sie Ihre Gefühle heraus – auch die unguten!

Suchen Sie die Nähe von Familie und Freunden

In schweren Zeiten sind Sie auf die Unterstützung und Nähe der Familie besonders angewiesen. Zu wissen, dass Sie sich auf Ihre Lieben verlassen können, dass jemand Ihre Hand hält, wenn Sie aus der Narkose erwachen, für Sie kocht, den Garten pflegt und mit dem Hund spazieren geht, wenn Sie es nicht können, kann Ihnen Kraft und Sicherheit geben und Ihre Ängste mildern. Allein die körperliche Nähe lieber Menschen, eine feste Umarmung, ein zärtlicher Blick, ein stilles, anteilnehmendes Danebensitzen lässt Menschen weniger Angst haben.

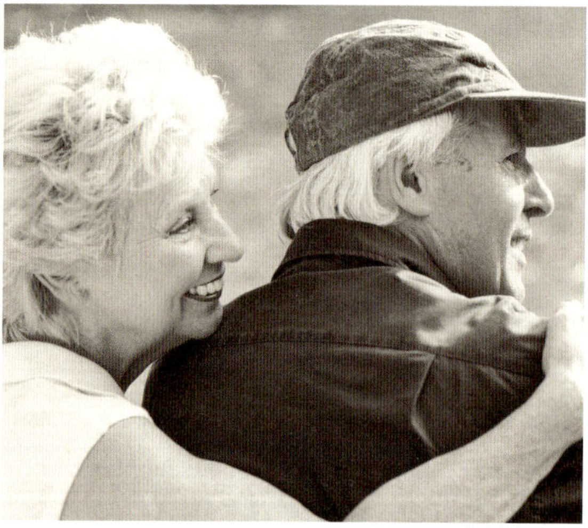

Für eine gelungene Angstbewältigung müssen Sie allerdings noch einen Schritt weitergehen und »Ich brauche«-Botschaften aussenden. Das bedeutet: Warten Sie nicht darauf, dass Ihre Familie bereit und in der Lage ist, Ihre Ängste zu mildern. Bestimmt haben Sie schon festgestellt, dass es nicht immer funktioniert: Sie wünschen sich eine Umarmung und es kommen nur Worte. Sie brauchen einen Zuhörer, der die Mitteilung ihrer Angst empfängt und stattdessen werden Ihre Mitteilungen mit gut gemeinten Ratschlägen zugedeckt.

Sagen Sie Ihrem Partner klar und deutlich, wie Sie sich fühlen und was Sie von ihm erwarten. Senden Sie »Ich-brauche-Botschaften«, damit Ihr Partner reagieren kann.

Ihre Familienmitglieder sind mit Ihren Ängsten anfangs genauso überfordert wie Sie selbst. Da sie nicht wissen, wie es sich anfühlt, an Krebs zu erkranken, können sie in der Tat auch nicht wissen, was genau Sie fühlen und was Ihnen gut tut. Niemand wird Ihnen an den Augen ablesen können, was Sie gerade brauchen, um sich besser zu fühlen. Hinzu kommt, dass Ihre Bedürfnisse schwanken. Mal wünschen Sie sich körperliche Zuwendung, dann wieder Ablenkung, an einem anderen Tag möchten Sie reden und sich aktiv mit den Ängsten auseinander setzen, im nächsten Augenblick wieder alles verdrängen. Warten Sie nicht darauf, dass jemand mit seinem Verhalten zufällig das trifft, was Sie sich gerade wünschen, denn diese Trefferquote ist gering!

Ich-brauche-Botschaften

Senden Sie »Ich-brauche«-Botschaften. Sagen Sie, was Sie sich wünschen:

»Hör mir einfach nur zu und sag nichts.« – »Lenk mich bitte ab und erzähl mir irgendetwas Lustiges.« – »Nimm mich einfach nur in den Arm und halte mich ganz fest.« Ihr Gegenüber erfährt auf diese Weise, welches Verhalten Ihnen in diesem Moment gut tun würde, auch wenn es vor einer Stunde noch etwas ganz anderes war. Nur, wenn Sie sagen, was Sie haben wollen, erhöht sich die Wahrscheinlichkeit, dass Sie genau das bekommen! Und übrigens: Ich-brauche-Botschaften sind immer den Ich-brauche-nicht-Botschaften vorzuziehen. Wenn Sie lediglich sagen, welches Verhalten gerade nicht erwünscht ist (»Hör auf, mir immer etwas von positivem Denken zu erzählen, wenn ich Angst habe – das hilft mir überhaupt nicht!«), ist der andere genauso schlau wie vorher und wird sich darüber hinaus auch noch schlecht fühlen.

»Ich hab solche Angst, ich will noch nicht sterben.«

»Wenn ich nachts neben meinem Mann im Bett liege und die Angst mir die Kehle zuschnürt, dann sage ich ganz leise: ›Winfried, ich hab solche Angst. Ich will noch nicht sterben.‹ Meistens wird er dann wütend auf mich und sagt: ›Nun hör doch endlich auf, dich verrückt zu machen. Wenn du dich weiter so in deine Ängste hineinsteigerst, dann kannst du ja nicht gesund werden. Du musst jetzt endlich mal positiv denken! Wir stehen das schon durch.‹ Ich wünschte mir so, er würde ein einziges Mal meine Hand nehmen und gar nichts sagen, mir einfach nur zuhören oder mich halten. Und wenn ich Besuch von meinen Kindern bekomme und denen sage, dass ich Angst vor der nächsten Nachsorgeuntersuchung habe, dann fallen sie gleich über mich her: ›Du hast doch gehört, wie der Arzt gesagt hat, dass du als geheilt entlassen bist. Da kommt schon nichts wieder. Schau mal, du bist operiert worden und hast die Chemo und die Bestrahlung bekommen. Und jetzt ist es vorbei! Du brauchst doch keine Angst mehr zu haben, du bist doch gesund!‹ Manchmal möchte ich dann antworten, dass Sie zwar recht haben, aber dass ich trotzdem Angst habe. Ich wünschte mir, ein einziges Mal zu hören: Wir haben auch Angst. Inzwischen sage ich schon fast gar nichts mehr. Es versteht ja doch niemand, was in mir vorgeht.«

Parientin, 67 Jahre, nach Brustkrebs

Welche Abwehrmechanismen setzen Sie ein?

Ihre Psyche ist in der Lage, unbewusst gesteuerte Mechanismen einzusetzen, um stark bedrohliche Angstgefühle nicht erleben zu müssen. Neben der Verdrängung, von der Sie bereits im ersten Kapitel (siehe Seite 22 f.) erfahren haben, sind Dissoziation und Verschiebung weitere typische Abwehrmechanismen. Im Zustand der Dissoziation fühlt der Betroffene keine Angst, Traurigkeit oder Bedrohung, obwohl er sich gerade in einer stark Angst erzeugenden Situation befindet, z. B. nach Mitteilung der Diagnose. Er ist fast verwundert darüber, dass er keine intensiven Gefühle verspürt. Manchmal wird dies auch von der Außenwelt kommentiert: »Du wirkst so gefasst und ruhig. Dass du nicht mal weinst; ich würde das alles nicht so gut aushalten wie du.« Der Betroffene fühlt sich oft wie abgeschaltet, nimmt seinen Körper nicht richtig wahr und erlebt sich, als würde er sich selbst zuschauen. Bedrohliche und kaum aushaltbare Gefühle werden dissoziiert, das bedeutet »abgespalten«, damit sie nicht mehr gespürt werden müssen. Für den Moment kann das eine sehr heilsame Strategie sein, um nicht zusammenzubrechen. Langfristig sollten sich Betroffene jedoch Hilfestellung suchen, damit sie nicht Gefahr laufen, den Kontakt zu ihren Gefühlen und ihrem Körper dauerhaft zu verlieren.

Der Verschiebe-Mechanismus

Eine weiterer Mechanismus unseres Unbewussten ist die Verschiebung der bedrohlichen Angstinhalte: Betroffene widmen sich eingehend einem unwichtigen Thema, um nicht die Angst beim Gedanken an Krankheit und Tod zu spüren. Patienten machen sich beispielsweise ausschließlich Gedanken darüber, ob die Kinder die Schularbeiten vernünftig erledigen, während sie gerade die Rehabilitation durchlaufen. Die Verschiebung ist also auch ein Schutz unserer Psyche vor nicht auszuhaltenden Gefühlen. Und daher auch ein gesunder Mechanismus.

Bei allen unbewussten Abwehrmechanismen gilt die Regel, die Sie bereits aus dem ersten Kapitel kennen: Sie sind gut, solange sie gut funktionieren.

Spüren Sie, dass die Abwehr nicht mehr funktioniert, sollten Sie das Repertoire Ihrer Verhaltensweisen zur Angstbewältigung vergrößern und bewusst andere Strategien anwenden.

Gönnen Sie sich Ablenkung und Abstand

Von der unbewussten Verdrängung muss die bewusste Verdrängung unterschieden werden. Betroffene beschreiben dies oft so:

»Wenn ich Angst habe, dann lenke ich mich einfach ab. Ich fahre in meinen Garten und beschäftige mich dort stundenlang, ich nehme mir eine Häkelarbeit zur Hand oder koche etwas Leckeres, mache einen Spaziergang durch den Herbstwald, einen Schaufensterbummel mit einer Freundin oder eine Fahrradtour mit der Familie. Manchmal schalte ich auch nur den Fernseher ein oder rufe eine Freundin an und sage: ›Lenk mich ab, erzähl mir einfach was Schönes.‹« Auch diese Art der Verdrängung ist als gesund und positiv zu bezeichnen, wenn sie gut funktioniert. Sie können und sollen nicht den ganzen Tag über Ihre Krankheit nachdenken.

Sich bewusst Ablenkung zu suchen, bedeutet auch, Abstand zu der Erkrankung zu gewinnen, sich den schönen Dingen des Lebens zuzuwenden, zu genießen und wieder Lebensfreude zu spüren.

Treiben Sie Sport

Sport ist eine Form der Angstbewältigung. Es ist gleich, welche Sportart Sie wählen: Laufen, Wandern, Schwimmen, Rudern oder Gymnastik. Die Strategie »Sportliche Betätigung« hat den Vorteil, dass nach dem Herauslassen von Ängsten eine körperliche Entspannung eintritt: Muskeln, die sich maximal angespannt haben, sind bereit, sich anschließend maximal zu entspannen. In der Entspannung empfinden wir Menschen keine Angst. Mehr noch: Während der sportlichen Tätigkeit werden Neuropeptide, so genannte Stimmungshormone wie Endorphin, gebildet, die Sie beflügeln und Schmerzen lindern! Sport macht also nicht nur angst-, sondern auch schmerzfrei und obendrein glücklich. Zusätzlich sorgen sie dafür, dass Ihr Kreislauf und Ihre Muskulatur gestärkt werden und dass Sie sich kraftvoll und gesund fühlen. Sport ist damit eine der goldenen Strategien zur Angstbewältigung.

Sportliche Betätigung entspannt den Körper. Wer entspannt ist, empfindet keine Angst.

Information und fachkundige Unterstützung sind wichtig

Wissen kann einen sehr beruhigenden Effekt haben. Informationen helfen uns, Bilder in unserem Kopf entstehen zu lassen. Wenn wir uns ein Bild machen können, haben wir in der Regel weniger Angst und fühlen uns mehr in der Kontrolle der Geschehnisse. Wichtig ist hierbei, dass Sie einen Arzt haben, dem Sie uneingeschränkt vertrauen. Falls dies nicht der Fall ist, werden Sie wiederum von Ängsten geplagt, z. B. darüber, ob der Arzt Ihnen wirklich die Wahrheit gesagt hat. Um zu Ihrem Arzt ein gutes Vertrauensverhältnis aufzubauen, gehört auch, ihn an Ihren Ängsten teilhaben zu lassen und ihm zu sagen, wie viele Informationen und wie viele Details Sie zu hören wünschen.

Die einzelnen Mitglieder Ihres Behandlungsteams – Ärzte, Psychologen, Sozialarbeiter, Physiotherapeuten – sind, auch wenn sie sich untereinander nicht kennen sollten, über Ihre Diagnose und den Verlauf Ihrer Erkrankung informiert. Sie haben Ihre Therapie mitgestaltet und Sie in dieser begleitet, haben Sie informiert, untersucht,

Schmerzen oder Nebenwirkungen gelindert und haben Ihnen zugehört. Wenn Sie nach Beendigung Ihrer Therapie in Kontakt mit dem Behandlungsteam bleiben, schaffen Sie sich auf diese Weise ein Netzwerk aus Menschen, die sich mit dem Thema Krebs auskennen, Ihnen hilfreich mit Fachkenntnissen zur Seite stehen und Ihnen zuhören werden, wenn Sie Sorgen oder Fragen haben. Auch im Fall einer Wiedererkrankung ist es vorteilhaft, auf ein Behandlungsteam, das Sie kennt und dem Sie vertrauen, zurückgreifen zu können.

Suchen Sie das Gespräch mit Seelsorgern

Einigen Betroffenen hilft im Umgang mit der Angst die Nähe zu Gott oder ein Gespräch mit dem Pastor.

Die Nähe zu Gott und religiöse Rituale können Ihre Ängste mildern. Wenn Sie eine Kirche oder Kapelle aufsuchen, sich in Gespräche mit Gott versenken, mit anderen Menschen im Gottesdienst beten oder singen, wird das einen beruhigenden Effekt haben. Sie fühlen sich getragen, nicht mehr allein, können – und sei es nur innerlich – Ihre Gedanken fließen lassen. Das Gespräch mit kirchlichen Stellvertretern, Pastoren, Seelsorgern nimmt hier einen wichtigen Stellenwert ein. Viele Betroffene quält nach ihrer Diagnose das Gefühl, von Gott verlassen oder sogar bestraft worden zu sein. Manche sind regelrecht wütend auf ihn, klagen ihn innerlich an und schämen sich wiederum dieser Gedanken. Teilen Sie Ihre Gedanken und Gefühle Ihrem Seelsorger mit. Es wird Ihnen Entlastung bringen.

Setzen Sie auf psychoonkologische Unterstützung

Psychoonkologen sind Diplom-Psychologen (manchmal auch Ärzte oder Sozialpädagogen), die hauptberuflich mit Tumorkranken arbeiten. Meist sind sie in Akutkrankenhäusern, Universitätskliniken, Tumorzentren und Beratungsstellen oder in onkologischen Rehabilitationskliniken tätig. Das Angebot für Sie als Betroffenen ist vielfältig: Einzelgespräche, (Paar-)Gespräche mit Angehörigen, Gruppengespräche zur Krankheitsbewältigung, Entspannungstraining sowie spezielle Seminare zur Angst- oder Schmerzbewältigung werden angeboten; manchmal auch Tanz-, Musik-, Körper- oder Maltherapie. Nicht jeder Tumorpatient ist jedoch durch seine Erkrankung sofort behandlungsbedürftig und benötigt die Unterstützung durch einen Psychoonkologen.

Die Indikation für die unterschiedlichen Angebote, also die Frage »was braucht diese individuelle Betroffene genau?« wird meistens von Psychologen oder von Ärzten gestellt. Letzten Endes entscheiden immer Sie selbst, ob Sie fachliche Unterstützung in Anspruch nehmen möchten oder nicht.

Was genau bietet Ihnen die Psychoonkologie?

- Psychoonkologische und medizinische Aufklärung und Informationen.
- Klärung von Fragen und Unklarheiten (bezüglich Diagnosen, Untersuchungen, Ergebnissen, psychisch-körperlichen Zusammenhängen, Ursachenfaktoren von Krebserkrankungen).
- Unterstützung bei der Verarbeitung belastender Gefühle und Geschehnisse in einem geschützten Rahmen: emphatisches Verstehen, aktives Zuhören, präsent sein und erleben, dass Gefühle mit ausgehalten, aufgenommen, geordnet, besprochen, verständlich gemacht und enttabuisiert werden.
- Erlernen und Erproben von Verhaltensstrategien zum Umgang mit der Erkrankung, mit Nebenwirkungen, Schmerzen, Leistungsschwäche sowie krankheitsbedingten sozialen Problemen.
- Unterstützung bei der Akzeptanz der Erkrankung, Begleitung bei Sinnsuche und der Bearbeitung der subjektiven Bedeutung der Erkrankung.
- Verminderung von psychischer Belastung und Symptomen (Angst, Depression, Wut).
- Förderung von Verstehen und Akzeptanz von krankheitsbedingten Veränderungen (Narben, Amputationen, Haarverlust, Gewichtszunahme) und Reduzierung von Symptomen (Fatigue, Leistungsschwäche, Schlafstörungen, sexuellen Dysfunktionen, Libidoverlust, klimakterischen Beschwerden).
- Ordnen und Klären von Informationen von Ärzten, Mitpatienten, Angehörigen.
- Erlernen von Zeit- und Stressmanagement, Kommunikationsstrategien sowie von Strategien zur Angst- und Schmerzbewältigung.
- Erlernen von Entspannungsverfahren und Visualisierungtechniken.
- Verbesserung der Kommunikation (zwischen dem Betroffenen und seinen Angehörigen sowie zwischen dem Betroffenen und Ärzten/dem Behandlerteam).

Psychoonkologen unterstützen Sie bei der Verarbeitung belastender Gefühle und Ereignisse und helfen Ihnen, die Krankheit zu bewältigen.

- Förderung des Umgangs der Angehörigen und Kinder mit der Krebserkrankung.
- Verminderung der Belastung in Partnerschaft und Familie.
- Begleitung und Unterstützung von Palliativ-Patienten und deren Familienangehörigen in der letzten Phase des Lebens, bei Versöhnung und Lebensbilanzierung.
- Aufzeigen von persönlichen, familiären und beruflichen Ressourcen.
- Herausfinden eigener Bedürfnisse und Wünsche, Herstellung von Genuss-, Entspannungs- und Liebesfähigkeit.
- Stärkung von Hoffnung, Selbstregulationsfähigkeit, Selbstwirksamkeitsgefühlen.
- Ermutigung zu Autonomie und eigenen Entscheidungen.
- Unterstützende Arbeit an Persönlichkeit, Selbstbild, Körperbild und Selbstwert.
- Verbesserung von Lebensqualität.
- Förderung privater und beruflicher Reintegration: der Zuwendung zu neuen Lebensinhalten, dem Formulieren von Lebenszielen, Unterstützung bei der Zielerreichung, dem Zurückfinden in den Alltag und Erreichen einer Neuorientierung.

Bochumer Gesundheitstraining

Es gibt auch spezielle Gruppenprogramme, etwa das Bochumer Gesundheitstraining. Es wurde 1982 vom Diplom-Psychologen Erhard Beitel entwickelt. Das ganzheitliche Programm dient der Krankheitsverarbeitung und -bewältigung und ist wie eine psychologisch angeleitete Selbsthilfegruppe strukturiert. Betroffene können in den Gesprächen Gedanken und Gefühle ausdrücken und austauschen. Zur Intensivierung der Themen und Förderung von Selbstheilungskräften werden zusätzlich entspannende Visualisierungsübungen durchgeführt, die an die Programme von Carl Simonton (siehe Seite 87) angelehnt sind. Die Reflexion der Krankheit und bestehender Belastungen im Rahmen der angegebenen Themen und der Austausch von Problemlösungen ermöglicht den betroffenen Teilnehmern eine Verbesserung der Krankheits- und Angstbewältigung.

Psychotherapie und psychologische Beratungsstellen

Es gibt leider nur wenige niedergelassene Psychoonkologen. Für Sie als Betroffenen bedeutet das, dass Sie eventuell auf andere Möglichkeiten psychologischer Unterstützung zurückgreifen müssen. Falls es in Ihrer Nähe keine spezielle Krebsberatungsstelle gibt, sollten Sie sich an »allgemeine« psychologische Beratungsstellen wenden. Die Beratung wird von Diplom-Psychologen oder -Sozialpädagogen durchgeführt und ist meist kostenlos.

Sollten Sie eine ambulante Psychotherapie wünschen, wenden Sie sich grundsätzlich an einen Therapeuten mit einer Kassenzulassung.

Lernen Sie ein Entspannungstraining

Immer wieder werde ich von Betroffenen gefragt, was sie selbst tun können, um ihren Gesundungsprozess zu unterstützen und Ängste zu mildern. Die Antwort lautet eindeutig: Lernen Sie eine Entspannungsmethode. Gleichgültig, ob Sie Autogenes Training, Progressive Muskelentspannung (PMR) nach Jakobson, Tai Chi, Yoga, Meditation oder Visualisierungsübungen nach Simonton benutzen: Ihr Körper reagiert physiologisch gesehen gleich. Daher gilt hier die Regel: Finden Sie die für sich angenehmste und praktikabelste Entspannungsmethode und wenden Sie diese regelmäßig an!

Regelmäßiges Entspannungstraining – etwa Yoga – mildert Ihre Ängste und unterstützt Ihren Gesundungsprozess.

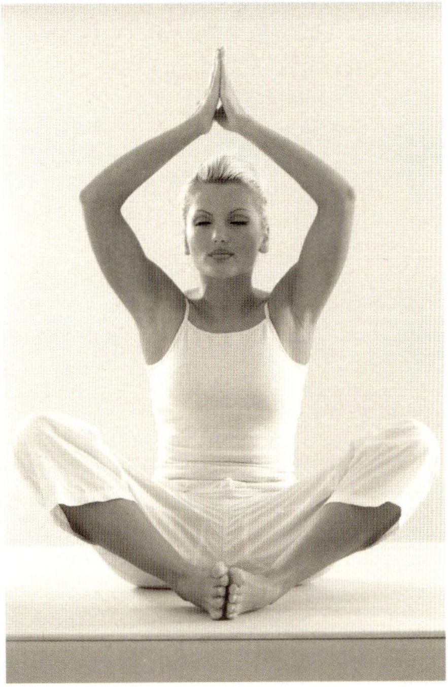

Das Autogene Training (AT)

Autogenes Training ist ein seit vielen Jahrzehnten wissenschaftlich anerkanntes psychotherapeutisches Verfahren zur Entspannung. Es wurde vom Berliner Nervenarzt Johannes Heinrich Schultz in den 1920er-Jahren entwickelt. AT besteht aus sechs Grundstufenübungen: der Schwere-, der Wärme-, der Herz-, der Atem-, der Sonnengeflecht- und der Kopfübung. Diese haben das Ziel, mittels formelhafter Sätze und unter Einsatz von psychischen Vorstellungsbildern eine Umschaltung des Autonomen Nervensystems von sympathischer Erregungs- und Anspannungsaktivität auf parasympathische Ruhe- und Entspannungsaktivität zu erreichen (Keine Sorge, in dem Kurs, den Sie bald belegen werden, werden Sie lernen, was das genau bedeutet!). Durch diese Umschaltung kann der Anwender Ruhe und Entspannung finden, körperliche und seelische Spannungen lösen und Stress abbauen.

Was bringt das Autogene Training?

Durch die Umschaltung Ihres autonomen Nervensystems und die somit einsetzende Entspannung werden sich Ihre Muskeln lockern, Verspannungsschmerzen abbauen.

Die Durchblutung Ihrer Haut wird angekurbelt, Herz- und Pulsschlag beruhigen sich, die Atmung wird regelmäßig, das Blut strömt in die Organe, so dass diese ihre gesunde Tätigkeit aufnehmen. Sie fühlen sich ruhig, angenehm entspannt und angstfrei.

Die Angst lässt nach

Durch eine regelmäßige Durchführung Autogenen Trainings können Sie langfristig positive Veränderungen bewirken: eine Milderung von Kopf- und Verspannungsschmerzen sowie Einschlaf- und Durchschlafstörungen, eine Steigerung körperlicher Leistung und Schulung der Konzentrationsfähigkeit. Sie stärken Ihr Immunsystem, regen Selbstheilungskräfte an und können das Auftreten oder Vorhandensein psychosomatischer Krankheiten mindern. Sie bewirken eine positive Beeinflussung der Herztätigkeit, des Blutdrucks, der Durchblutung, der Atmung und Organtätigkeit. Die überhaupt wichtigste Indikation des Autogenen Trainings ist jedoch die Angstmilderung.

Der parasympathische Zustand körperlich geistiger Entspannung schließt ein Empfinden von Angst physiologisch gesehen aus. Besonders günstig ist das Autogene Training also in Angst- und Belastungssituationen, beispielsweise um Ängste vor Nachsorgekontrollen und Arztgesprächen bereits in der Nacht zuvor im Bett, im Wartezimmer oder während der Untersuchungen selbst (im CT, MRT) zu mildern: eine goldene Strategie für Krebsbetroffene.

Die Progressive Muskelrelaxation

Eine andere Entspannungsmethode, die sich aufgrund ihrer leichten Erlernbarkeit immer größerer Beliebtheit erfreut, ist die PMR. PMR ist die Abkürzung für Progressive Muskelrelaxation, was wiederum so viel heißt wie: fortschreitende Muskelentspannung. Synonym werden Sie die Bezeichnungen Jacobson-Entspannung, Progressive Muskelentspannung oder Muskelentspannungstraining finden. Gemeint ist jedoch immer das Gleiche.

Der Mediziner Dr. Edmund Jacobson entwickelte diese Methode um 1920 in den USA. Die Herangehensweise bei der PMR ist eine rein körperliche: Sie arbeitet mit dem gezielten und systematischen Wechsel von Anspannung und Entspannung verschiedener Muskelgruppen. Der Mediziner machte sich das Wissen zu Nutze, dass ein Muskel, der sich maximal angespannt hat, naturgemäß bereit ist, sich anschließend maximal zu entspannen und dass es eine Wechselbeziehung zwischen psychischer Anspannung und muskulärer Spannung gibt. Wenn Sie Ihre Muskeln zum Entspannen bringen (nämlich durch vorheriges Anspannen), werden Sie sich psychisch entspannt fühlen. Und das ist schließlich das Ziel.

Vorsicht!

Die PMR ist nicht geeignet, wenn die Übungen Ihnen Schmerzen bereiten. Eine frische Bauchnarbe wird beim Anspannen der Bein-, Bauch-, oder Gesäßmuskulatur Schmerzen verursachen. Genauso wird die Anspannung der Hände, der Arme und des Rückens denjenigen Patienten Schmerzen bereiten, die nach Brustoperationen noch frisches Narbengewebe oder ein Lymphödem aufweisen.

Die Visualisierung nach Carl Simonton

Diese Methode soll als weitere Entspannungstechnik zumindest ansatzweise Erwähnung finden, denn sie wurde speziell für die Bedürfnisse von Tumorpatienten entwickelt. Dr. O. Carl Simonton ist ein Onkologe und Strahlenarzt aus den USA, der gemeinsam mit seiner Frau, einer Psychologin, in den 1970er- und 1980er-Jahren ein Programm für Krebspatienten entwickelt hat, mit dem diese ihre Selbstheilungskräfte stärken können. Bei dieser Technik stellt sich der Betroffene in der Entspannungsübung seine Krebszellen bildhaft vor (Visualisierung kommt vom Englischen »visualising« = sich bildhaft vorstellen), beispielsweise als böse Wölfe, die kleine weiße Schafe (die gesunden Zellen) fressen. In der weiteren Übung werden dann Vorstellungsbilder darüber entwickelt, wie die Krebszellen angegriffen oder vernichtet werden, beispielsweise indem riesige goldene Adler (die Bestrahlung) die bösen Wölfe wegtragen und in der Luft zerreißen.

Simonton hat die Wirkung seiner Technik auf das Immunsystem von Krebserkrankten beschrieben. Die beschriebenen Erfolge in Bezug auf Heilung von Tumorleiden und Verlängerung von Überlebenszeiten ließen sich in der wissenschaftlichen Psychoonkologie nicht replizieren und werden sehr strittig diskutiert.

Die positive Wirkungsweise dieser Methode auf Ängste, das Wohlbefinden, die Lebensqualität und die Selbstwirksamkeitsüberzeugung von Krebspatienten ist unumstritten.

Schließen Sie sich einer Selbsthilfegruppe an

Häufig berichten Betroffene, dass sie sich von gesunden Menschen ausgeschlossen und nicht verstanden fühlen. Sie sagen »Wie kann mich jemand, der nicht das Gleiche wie ich durchgemacht und gefühlt hat, wirklich verstehen?« Manchmal haben Betroffene auch niemand in ihrem sozialen Umfeld, der ihnen zuhört oder mit dem sie gut reden können. Der Anschluss an eine Selbsthilfegruppe wird daher oft als hilfreich empfunden. Das Ziel von Selbsthilfegruppen ist es, im Kreise von Betroffenen die Auseinandersetzung mit der Krankheit zu ermöglichen. Dies geschieht durch einen Erfahrungs- und Informationsaustausch über Behandlungen, neueste medizinische Entwicklungen, eigene Strategien der Krankheitsverarbeitung sowie durch die gemeinsame Verarbeitung der Geschehnisse und die Auseinandersetzung mit einer eventuellen Lebensstiländerung. Gemeinsam sucht man nach Möglichkeiten der Bewältigung im Alltag. Oft sind Selbsthilfegruppen heute so gut organisiert, dass die Teilnehmer sich nicht nur regelmäßig zum Austausch treffen, sondern auch professionelle Redner zu Vorträgen einladen, zu Patientenkongressen fahren oder gemeinsam an Seminaren teilnehmen. Im Vordergrund steht jedoch immer das Gefühl, sich im Kreis von

Das Ziel von Selbsthilfegruppen ist es, im Kreise von Betroffenen die Auseinandersetzung mit der Krankheit zu ermöglichen.

Mitbetroffenen aufgrund der ähnlichen Erfahrungen ohne große Worte aufgehoben und verstanden zu fühlen.

Medikamente gegen die Angst

Allein das Wort ruft meist Ängste hervor. Wenn wir »Psychopharmaka« hören, haben wir sofort Bilder aus Filmen im Kopf: von überfüllten geschlossenen Psychiatrie-Stationen, von dürftig bekittelten Patienten mit wirren Haaren, die betäubt und ohne eigene Entscheidungsfähigkeit willenlos durch die Gänge schlurfen und von bösartigen Psychiatern mit irrem Blick. Auch kursieren hartnäckig Gerüchte, dass Psychopharmaka gefährlich sind, süchtig machen und dass Patienten, die sich überwinden, ihre Depressionen und Ängste ihrem Arzt mitzuteilen, just eine Tablettenpackung mit Antidepressiva in die Hand gedrückt bekommen und weiter keine Hilfe erhalten.

Diese Angstbilder in unseren Köpfen sind verständlich. Seit Entwicklung und Einsatz der Psychopharmaka in den 1950er-Jahren wurde tatsächlich Unbill mit diesen Medikamenten betrieben. Und die Medien (besonders die Filmindustrie) haben ihr Übriges dazu getan, den schlechten Ruf zu untermauern und auszuweiden. Patienten haben daher generell große Skrupel vor Psychopharmaka und halten lieber die Ängste aus, als Medikamente einzunehmen. Oder sie weichen auf pflanzliche Mittel aus, in der Hoffnung, dass sie nicht so schädlich für den Körper sind. Wir haben es hier also mit einem Angstthema zu tun.

In vielen Köpfen kursiert hartnäckig das Gerücht, dass Psychopharmaka süchtig machen.

Die Medikamente, die uns hier interessieren, weil sie Ihre Ängste beeinflussen, teilt man in zwei Gruppen ein: Antidepressiva und Anxiolytika (manchmal auch »Tranquilizer«, Beruhigungsmittel, genannt).

Anxiolytika

Angst lösende Mittel, die Ihnen Angstspitzen nehmen, da bei diesen Medikamenten bereits eine halbe Stunde nach der Einnahme die beruhigende Wirkung einsetzt. Wenn Sie zu viel davon nehmen, werden Sie sich in der Tat leicht gedämpft und müde fühlen. Wie viel nötig ist, um Ihre Ängste zu mildern, wird Ihnen Ihr Arzt sagen. Fast jeder Mensch, der operiert wurde, hat so ein Medikament schon einmal erhalten, ohne es als solches zu erkennen: nämlich am Abend vor der Operation, um Ängste zu lösen und Schlaf zu ermöglichen. Diese Angstlöser oder Beruhigungsmittel machen, wenn sie unkontrolliert und dauerhaft eingenommen werden, tatsächlich abhängig. Das geschieht jedoch nicht, wenn sie nach Vorschrift eingenommen werden.

Manchmal warten auf Patienten unserer Klinik am folgenden Tag Untersuchungen oder die Eröffnung lebenswichtiger Untersuchungsergebnisse. Wenn die Ängste des Betroffenen sehr stark sind, empfehlen wir stets die abendliche Einnahme eines Anxiolytikums. Jeder sollte angstfrei ein- und durchschlafen, damit er ausgeruht und mit psychischer Kraft in die Angstsituation des nächsten Tages geht, anstatt instabil, müde und unausgeschlafen, weil er die ganze Nacht ängstlich wach gelegen hat.

Antidepressiva

Antidepressiva sind Medikamente, die dauerhaft, also mehrere Wochen, Monate oder sogar Jahre eingenommen werden und – bei richtiger Dosierung – nicht abhängig machen. Diese Medikamente setzen in ihrer Wirkung erst ein bis zwei Wochen nach Beginn der Einnahme ein und sorgen dafür, dass bei starker innerer Unruhe, Traurigkeit, Antriebslosigkeit und Ängsten eine Art innerer Erleichterung stattfindet (antidepressiv = gegen die Depression wirkend). Die Wirkung ist nicht so massiv zu spüren wie die der Anxiolytika. Manche Patienten berichten von einem Gefühl, als könnten Sie wieder innerlich durchatmen. Es ist eher eine Minderung der belastenden Gefühle zu verspüren, als eine bewusste Form von Auftrieb.

Scheuen Sie sich nicht, die Hilfe eines Psychiaters oder Neurologen in Anspruch zu nehmen. Sie sind deshalb noch lange nicht verrückt.

In der Gruppe der Antidepressiva wurden in den vergangenen Jahren neue Präparate mit guter Wirksamkeit und geringen Nebenwirkungen entwickelt.

Psychopharmaka sind grundsätzlich verschreibungspflichtig und können ausschließlich von Ärzten verordnet werden. Am besten geeignet sind dazu Spezialisten wie Psychiater und Neurologen. Einen Psychiater zu konsultieren heißt nicht, dass Sie verrückt sind, sondern, dass Sie sich mit der bestmöglichen fachlichen Begleitung für eine medikamentöse Beeinflussung Ihrer Ängste versorgen! Der Psychiater wird das für Sie geeignete Mittel verordnen, die Dosierung festsetzen, die Wirkung und mögliche Nebenwirkungen mit Ihnen besprechen und Sie dann zu einem späteren Zeitpunkt beim langsamen Absetzen (dem »Ausschleichen«) des Medikaments begleiten. Wenn Sie keine Selbstmedikation betreiben, eng mit Ihrem Arzt zusammenarbeiten und sich genau beobachten, werden Ihnen die Psychopharmaka in Krisenzeiten einen guten und hilfreichen Dienst erweisen.

Die Technik des inneren Dialogs oder »Positives Denken«

Dies funktioniert in der Tat nur, wenn es sich im Inneren des Betroffenen selbst abspielt, und daher ist die Bezeichnung »Technik des inneren Dialogs« treffend. Das Ganze läuft rein gedanklich ab: Sie treten mit sich selbst in einen Dialog und versuchen, Ihre negative Angstgedanken zu positiven und selbst ermutigenden Sätzen umzuformulieren.

Positive Sätze

Statt des Angstgedankens: »Wenn ich wieder erkranke, ist das schrecklich. Ich werde allein sein und mein Leben ist zu Ende« könnten Sie folgende Sätze formulieren: »Ich möchte wirklich nicht wiedererkranken, aber falls es doch geschieht, werde ich mein medizinisches Netzwerk nutzen, mich informieren und noch einmal die Therapie durchstehen.« Oder: »Es wäre angenehmer, nicht wieder zu erkranken, aber auch wenn ich wieder krank wäre, würde ich die Kraft haben, geheilt zu werden und auf die Unterstützung meiner Familie zählen.« Oder: »Selbst wenn ich wieder erkranke, heißt das noch lange nicht, dass ich daran sterben muss.« Oder: »Ich würde sehr gerne für immer gesund bleiben, aber falls ich wieder erkranke, so kann ich auch weiterhin bewusst Entscheidungen treffen, am Leben teilnehmen und Lebensfreude und Hoffnung spüren.«

Die Technik wird von vielen Patienten als künstlich empfunden. Zu Recht, denn: Nur, weil ich mir diese inneren positiven Sätze sage, heißt das noch lange nicht, dass ich mich positiv fühle. Es gibt noch einen weiteren Haken: Diese Technik funktioniert nur so lange, wie der Betroffene nicht tatsächlich wiedererkrankt ist. Es leuchtet sicher jedem ein, dass eine Wiedererkrankung, bei der ein Betroffener zurück in sein schwarzes Loch geworfen wird und mit vielen schwer auszuhaltenden negativen Gefühlen beschäftigt ist, nicht die geeignete Situation ist, um sich im Inneren positive Sätze zu formulieren. Der einzig mögliche Zeitpunkt, an dem diese Methode funktionieren kann, ist also nach überstandener Erst- oder Wiedererkrankung, wenn man eine Zeit durchlebt, in der man ins Ungewisse blickt. In dieser Zeit der Angst ist es sinnvoll, allzu negative Gedankenmuster in sich aufzuspüren und bewusst positiv umzuformulieren. Sie sollten sich jedoch nicht unter Druck setzen lassen. Wer positiv denkt, fühlt sich höchstens ein wenig leichter. Ihre negativen Gefühle sind jedoch, gerade in der Zeit einer Tumorerkrankung, genauso wichtig und berechtigt wie Ihre positiven.

Wie ein Pendel

Unser Wohlbefinden, unsere emotionale Stimmung schwankt wie ein langes Pendel zwischen zwei Extremen hin und her, mal auf die eine (glückliche), mal auf die andere (traurige) Seite. Die glückliche Seite ist natürlich leichter auszuhalten als die traurige. Wir können aber nicht wirklich so tun, als würde sich unser Pendel nur auf der einen Höhe befinden und niemals zurückschwingen. Ein solcher Zustand wäre völlig unnatürlich und ist weder möglich noch wünschenswert: Ein großer Gefühlsbereich, der auch zu unserem Dasein gehört, würde abhanden kommen und uns gefühlsmäßig ärmer machen.

Lassen Sie die Zeit für sich arbeiten

Es mag Ihnen platt vorkommen, aber der Ausspruch: »Zeit heilt alle Wunden« trifft auf Krebsbetroffene und ihre Rezidivängste zu. Manche Patienten fragen mich: »Wird das Gefühl der Angst weniger? Hört das irgendwann auf?« Die Antwort lautet: Falls Sie nicht wieder erkranken, ja. Auch hier ist es schwierig, eine Gesetzmäßigkeit zu formulieren. Es gibt Patienten, die nach Jahren noch massive Ängste erleben, obwohl sie keine Wiedererkrankung erlebt haben. In der Regel werden jedoch Betroffene, die nicht wiedererkranken, im Laufe der Zeit ihre Ängste weniger spüren: Sie erleben erfolgreiche Nachsorgeuntersuchungen, die Abstände der Untersuchungen werden irgendwann größer, die körperlichen Einschränkungen lassen nach, Schmerzen werden behandelt, die Leistungsfähigkeit kommt zurück, der Betroffene kehrt wieder in seinen beruflichen und privaten Alltag ein. Die Krebserkrankung und auch die Ängste treten langsam in den Hintergrund. Natürlich umso mehr, je intensiver sich der Betroffene um die Anwendung von Strategien zur Angst- und Krankheitsbewältigung bemüht hat. Jedoch langfristig auch, wenn nicht! Das bloße Erleben einer langen Rezidivfreiheit wird Ihre Rezidivängste weniger werden lassen.

Geben Sie sich und Ihrer Psyche also einfach ein wenig Zeit. Das ändert freilich nichts an Ihren aktuellen Ängsten (die können Sie mittels der hier vorgestellten Strategien beeinflussen!), lässt Sie jedoch einen hoffnungsvollen Ausblick in die Zukunft wagen: Es wird mit der Zeit besser werden, auch wenn Sie nichts daran machen!

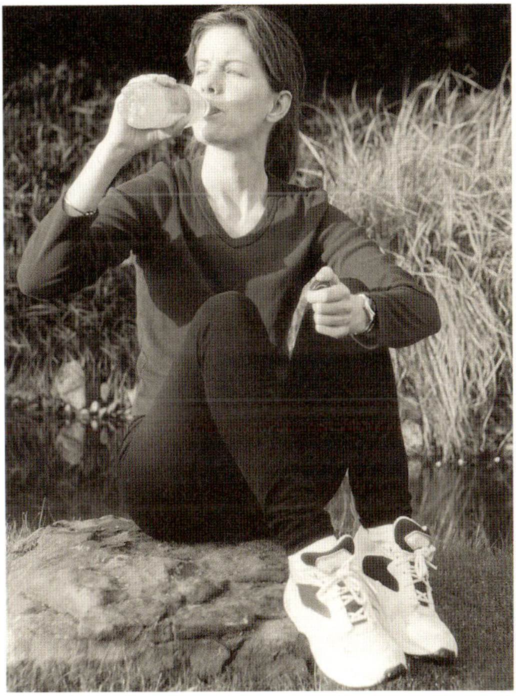

Körperliche Aktivität hilft, Ängste zu mildern. Wer körperlich ausgepowert ist, empfindet weniger Angst.

Finden Sie allein heraus, was Ihnen gut tut

Nicht jede Strategie klappt immer und ist jederzeit einsetz- oder verfügbar. Nachts im Dunkeln werden Sie eher Autogenes Training anwenden als sich anziehen, um durch den Wald joggend Ihre Angst zu bekämpfen. Ärzte und Freunde sind nicht ständig für ein Gespräch greifbar, Selbsthilfegruppen finden nicht täglich statt und die beste Ablenkungsstrategie versagt auch einmal. Welche der vorgestellten Verhaltensweisen zur Milderung Ihrer Ängste Sie gut finden, ausprobieren, erlernen oder anwenden möchten, obliegt Ihnen ganz allein. Sie müssen sie für sich herausfinden!

Halten Sie bei der Bewältigung Ihrer Ängste unterschiedliche Strategien bereit.

Behalten Sie Ihre Hoffnung und ermutigen Sie sich selbst

Betrachten Sie einmal rückblickend den Weg, der hinter Ihnen liegt, so werden Sie eine Menge Berge sehen, über die Sie mühsam geklettert sind. Der eine Berg heißt vielleicht »Operation«, der andere »Chemotherapie«. Wer weiß, wie viele Berge es noch gab, die vielleicht »Cortisonbehandlung«, »Trennung vom Partner« oder »Stammzelltransplantation« hießen? Es hat Sie bestimmt eine Menge Kraft gekostet, all diese Berge zu besteigen. Vielleicht ließ es Sie manchmal schier verzweifeln, dass es keine Abkürzung durch den Berg hindurch gab und auch keinen Umweg um ihn herum. Gewiss waren Sie oft wütend darüber, dass Ihnen der mühevolle Aufstieg nicht erspart blieb. Aber: Sie haben es immer wieder geschafft! Sie haben immer wieder zwischendurch auf einer hohen Bergkuppe gestanden und die frische Luft geatmet, den Ausblick genossen und das Gefühl erlebt, es geschafft zu haben.

Angst: Ein bedrohlicher Berg

Angst ist auch so ein Berg, jede Angstsituation für sich ist ein bedrohlicher Berg. Und als Ganzes haben Sie es mit einer riesigen, beängstigenden, dunklen Gebirgskette zu tun, die Sie erklimmen müssen, wenn sie sich vor Ihnen auftut. Auch wenn es Ihnen manchmal so vorkommt, als könnten Sie es diesmal nicht aushalten und nicht schaffen, denken Sie daran: Sie haben es bis hierher geschafft! Lassen Sie es nicht zu, dass der Berg Sie bezwingt. Letzten Endes ist er auch nur so groß und mächtig, wie Sie ihn sein lassen! Vertrauen Sie auf Ihre Stärke und Selbstbestimmung. Machen Sie sich Ihr Wissen und Ihre gute Ausrüstung (Ihre vielfältigen Angstbewältigungsstrategien) und Ihre gute Mannschaft, die Sie begleitet und unterstützt, bewusst (Ihre Familie, Freunde und die Mitglieder Ihres psychoonkologischen Netzwerkes). Und freuen Sie sich auf den Moment, in dem Sie erschöpft oben auf der Kuppe ankommen werden, Freude und Erleichterung in Ihnen hochkommen und Sie befreit und tief durchatmen!

3. Dschungelpfad-Übung

Zum Schluss dieses Kapitels gehen Sie folgenden Fragen zur Angstbewältigung nach:

- Was stellen Sie fest, wenn Sie an Ihre eigenen Angst und den Umgang mit ihr denken? Was fällt Ihnen dabei auf? Welche Gedanken und Gefühle kommen hoch?
- Was sollten Sie gegen Ihre Angst tun, damit es Ihnen besser geht? Was möchten Sie ändern? Welche Strategien sind neu für Sie und welche möchten Sie ausprobieren? Was ist dazu nötig?

Nehmen Sie jetzt wieder Ihren Schreibblock oder das Heft zur Hand und suchen Sie die Stelle mit dem Titel »Dschungelpfade«. Schreiben Sie Ihre angedachten Veränderungswünsche auf und zwar unter die Überschrift »Angstbewältigung – Umgang mit meiner Angst«.

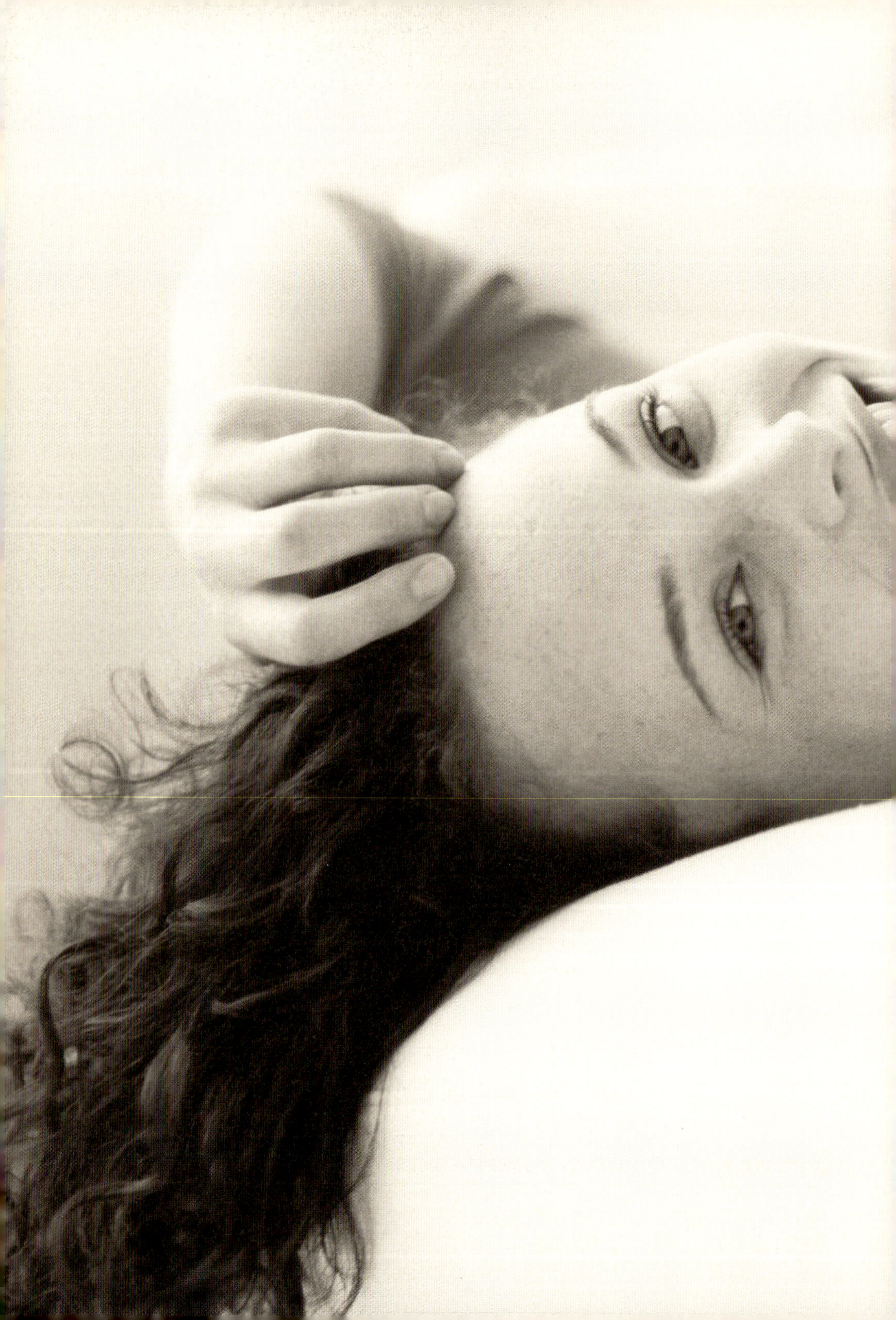

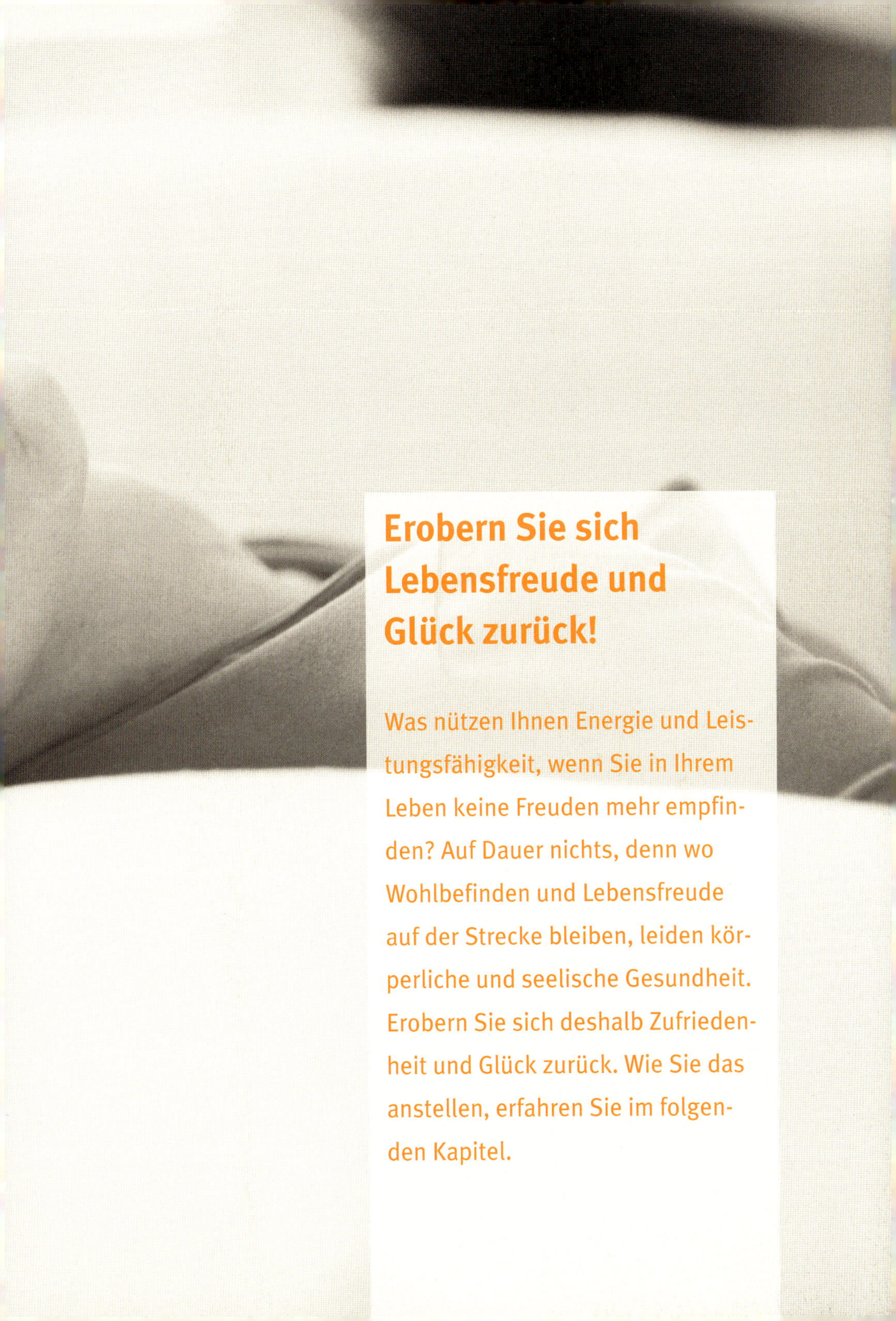

Erobern Sie sich Lebensfreude und Glück zurück!

Was nützen Ihnen Energie und Leistungsfähigkeit, wenn Sie in Ihrem Leben keine Freuden mehr empfinden? Auf Dauer nichts, denn wo Wohlbefinden und Lebensfreude auf der Strecke bleiben, leiden körperliche und seelische Gesundheit. Erobern Sie sich deshalb Zufriedenheit und Glück zurück. Wie Sie das anstellen, erfahren Sie im folgenden Kapitel.

Was heißt eigentlich Lebensfreude?

Für Krankheit und Gebrechen haben wir viele Worte. Wie aber würden Sie Lebensfreude definieren? Stellen Sie sich vor, Sie müssten einem Außerirdischen erklären, was Lebensfreude ist, was würden Sie ihm sagen?

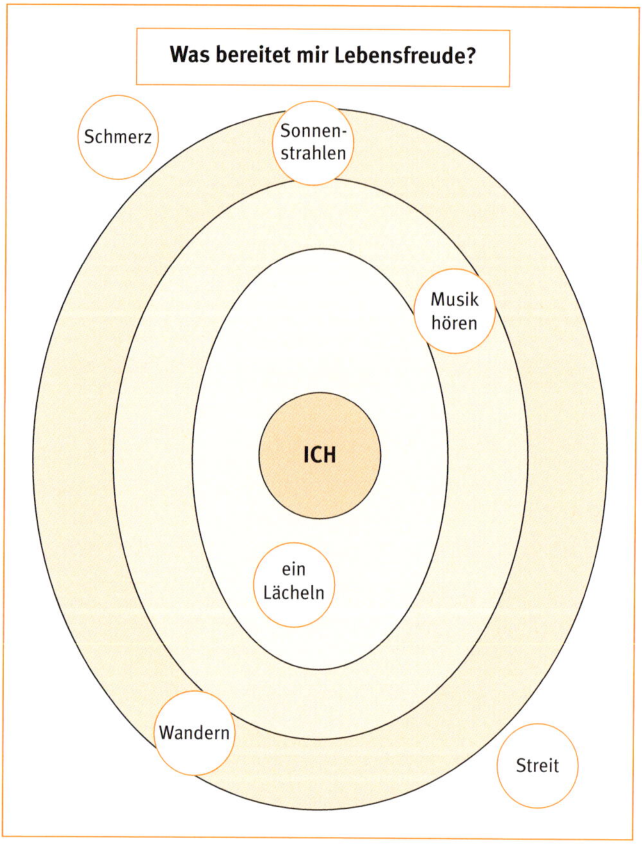

Lassen Sie mich eine Beschreibung wagen: Lebensfreude ist ein positives Gefühl, ein Gefühl von Glück; ein Moment, in dem wir etwas Schönes sehen oder erleben und uns leicht und sorglos zumute ist, der Brustkorb zu klein zum Atmen wird, der Magen sich freudig erregt zusammenzieht und das Herz aufgeregt zu hüpfen beginnt. Glück, das sind Momente, Augenblicke. Manchmal treffen sie uns völlig unvermittelt, ohne dass wir sie geplant haben: Sie sehen etwas Schönes und dieses überschießende Gefühl kommt hoch. Glück ist nicht planbar und Glücklichsein hat sehr viel mit Genuss und Lust zu tun. Wie sagte ein griechischer Pope? »Glück dauert nur so lange an, wie man braucht, um einen Keks in einen Kaffee zu tunken.«

Definieren Sie Ihre ganz persönliche Lebensfreude, Ihre ganz persönlichen Glücksmomente.

Viele sprechen von Wohlbefinden und Zufriedenheit, wenn sie Lebensfreude meinen. Was unterscheidet diese Gefühle von Glück? Mit »Zufriedenheit« beschreiben Menschen in der Regel etwas Konstantes: »Ich bin zufrieden, weil ich mein Leben bewusst lebe, zwei

Übung

Aus welchen Bereichen Ihres Lebens schöpfen Sie die meiste Freude – Beruf, Familie oder Freizeit? Welche Ereignisse oder Erlebnisse haben Sie in Ihrem Leben besonders mit Freude erfüllt? Wo ist Ihre Lust?

Es ist an der Zeit, Antworten auf diese Fragen zu finden und festzustellen, wodurch Sie Lebensfreude verspüren und wer oder was Sie persönlich glücklich sein lässt. Nehmen Sie den abgebildeten Lebensfreude-Kreis zur Hilfe.

- Zeichnen Sie das Bild mit dem Kreis (S. 98) und seinen Innenkreisen ab. In der Mitte der Kreise befinden Sie sich: »Ich«.
- Fragen Sie sich jetzt: Welche Menschen, Ereignisse oder Tätigkeiten bereiten mir Genuss, Lust und Freude? Wie nahe oder wichtig sind diese mir? Zeichnen Sie diese Dinge als beschriftete Lebensfreude-»Kringel« in die Kreise ein. Je näher oder wichtiger diese Dinge Ihnen sind, desto näher zeichnen Sie den Kringel an Ihr »Ich« (in den äußeren, mittleren oder inneren Kreis).
- Bezeichnen Sie Kringel außerhalb der Kreise, mit Dingen und Ereignissen, die Ihnen Ihre Lebensfreude rauben! Versehen Sie diese Kringel anschließend mit einem »Minuszeichen«.

gesunde Kinder habe und nicht allein durchs Leben gehe.« Einen Mann, ein Haus, ein Kind zu haben, kann wohl zufrieden, muss aber nicht zwangsläufig glücklich machen!

So kommt die Freude am Leben zurück!

Es geht nicht darum, Ihre Ängste oder Traurigkeit wegzureden oder mit netten Ratschlägen zu begleiten. Es gibt negative psychische und emotionale Zustände, die berechtigt sind, da sie Reaktionen auf reale Ereignisse darstellen und ihren angemessenen Raum brauchen. Daneben existieren psychische Erkrankungen, bei denen es nicht so einfach funktioniert, sich wieder den schönen Seiten des Lebens zuzuwenden.

Wenn wir im Folgenden darüber nachdenken, wie Sie Ihre Lebensfreude wieder zurückerobern können, sprechen wir nicht von den

Richten Sie den Blick nach vorn und wenden Sie sich bewusst den schönen Dingen im Leben zu.

eben genannten Umständen. Und zurückerobern bedeutet auch nicht, dass jeder auf Knopfdruck Zustände von Glücklichsein erreichen kann. Vielmehr geht es um den Versuch, in der Zeit nach der Akuttherapie, in der Sie sich vielleicht gerade befinden, den Blick nach vorn zu richten und sich, nach einer langen Zeit der unangenehmen Gefühle bewusst den angenehmen und schönen Seiten des Lebens zuzuwenden.

Tun Sie etwas, das Spaß macht

Früh lernen wir: Erst die Arbeit, dann das Vergnügen. Als Erwachsene richten wir unser Leben auf Leistung und Arbeit aus. Oftmals sind wir so damit beschäftigt, effektiv zu sein und unsere Aufgaben zu erledigen, dass unsere Genussfähigkeit dabei auf der Strecke bleibt. »Mein Leben lang war ich fleißig und habe hart gearbeitet. Ich hab mich auf die Zeit meiner Rente gefreut, habe immer gedacht: Dann kann ich endlich tun, was ich will und das Leben genießen. Wir hatten so viele Pläne! Dann bin ich in Rente gegangen und zwei Monate später wurde der Krebs festgestellt.« Solche Aussagen bekomme ich sehr oft zu hören. Sehr selten jedoch hingegen solche: »Als die Diagnose gestellt wurde, war ich froh, dass ich zuvor immer dafür gesorgt habe, dass ich mich wohl fühlte und das Leben genoss. Ich habe ein großes Polster von schönen Erinnerungen, Genuss und Lebensfreude mit in meine Erkrankung genommen. Das macht mich stark und lässt mich hoffnungsvoll an die Zeit nach der Therapie denken.«

Wissen Sie, was Genuss ist?

Wie sieht nun Ihre eigene Bilanz aus? Wie steht es um Ihre ganz persönliche Genussfähigkeit und Ihren Vorrat an Lebensfreude? Von wem haben Sie als Kind gelernt zu genießen und gelernt, wie Sie Ihr Wohlbefinden aktiv herbeiführen? Vielleicht ist es an der Zeit, Erinnerungen aufzufrischen oder es jetzt zu lernen.

Die einfachste Antwort auf die Frage, wie die Lebensfreude wieder zurückkommt, lautet: Indem Sie Dinge tun, die Ihnen Spaß und Freude machen! Dafür müssen Sie jedoch herausfinden, wer oder

Kringel in Ihrem Lebensfreude-Kreis …

Der Sonne entgegenschwimmen, geküsst werden, mit Freunden tanzen gehen, in das Gesicht Ihres schlafenden Kindes schauen, ausgiebig Torte schlemmen, mit anderen herzhaft lachen, Blumen verschenken, sich auf einer Südseeinsel unter Palmen in der Hängematte wiegen und den ans Ufer rollenden Wellen lauschen, zum Gitarrenspiel gemeinsam Lieder singen, einen Sonnenuntergang beobachten, in der Gruppe Sport treiben, im Kino einen lustigen Film sehen, massiert werden, sich innig lieben, schweigend klassische Musik hören, einen Urlaub planen, lachende Menschen beobachten, ein Gesellschaftsspiel gewinnen, klare Luft tief einatmen, Sonnenblumen auf dem Feld im Reigen betrachten, unter dem Walnussbaum sitzen und über endlos weite Wiesen blicken … Das sind vielleicht die Kringel, die in Ihrem Lebensfreude-Kreis stehen.

was Sie sich glücklich fühlen lässt oder Ihnen Genuss bereitet. Genau das haben Sie mit der Durchführung der vorherigen Übung mit dem Lebensfreude-Kreis getan!

Die kleine Schule des Genießens

Weil wir Menschen heutzutage Genuss und Freude eher als zweitrangig betrachten, ist in den vergangenen Jahren in der Klinischen Psychologie etwas entstanden, was sich »Schule des Genießens« nennt. Ja, Sie haben richtig gelesen. Es ist bei Weitem nicht so, dass jeder die Fähigkeit besitzt zu genießen. Hier einige Beispiele, wie unsere eigenen Regeln aussehen könnten:

Sich die Zeit nehmen, es wirklich zu tun

Wie lang ist es her, dass Sie die Dinge aus Ihrem Lebensfreude-Kreis bewusst getan haben? Wann waren Sie zuletzt im Theater? Wann haben Sie ein romantisches Essen mit Ihrem Partner genossen? Und wie oft haben Sie sich etwas Schönes vorgenommen und es dann doch nicht getan? Der Genuss kann und wird sich erst einstellen, wenn Sie sich auch tatsächlich die Zeit nehmen, die Dinge zu tun, die Ihnen Freude bereiten.

Genuss muss im Bereich des Machbaren liegen

Wenn es darum geht, sich selbst Wohlbefinden zu verschaffen, sollten Sie darauf achten, dass die Inhalte verfügbar und durch Sie selbst herbeizuführen sind. Wir können in der obigen Aufzählung zwischen Dingen unterscheiden, die uns durch ihre bloße Existenz und unsere Betrachtung dieser Existenz glücklich machen, wie z. B. ein Sonnenuntergang, und anderen Dingen, die wir tun müssen, um uns glücklich zu fühlen: sich küssen, tanzen, Musik hören. Überprüfen Sie einmal anhand Ihrer Lebensfreude-Kringel im Inneren des Kreises, welche Inhalte Sie durch Tätigkeiten selbst herbeiführen können und welche nicht. Beispiel: die Südseeinsel! Dieses Glücklichsein herbeizuführen, dürfte selten, schwer oder gar nicht möglich sein, da dies an Bedingungen wie vorhandenen Urlaub und entsprechende Finanzen gebunden ist. Mit dem lustigen Film im Kino oder einem festlichen Essen ist es jedoch anders. Diese Tätigkeiten können von Ihnen selbst geplant und herbeigeführt werden (es sei denn, Sie können nicht kochen). Sie müssen (und sollten) nicht darauf warten, dass Sie von selbst passieren, sondern die Möglichkeit ergreifen, Ihre Lebensfreude selbst zu erhöhen.

Aber Vorsicht: Nicht alles, was verfügbar und selbst herbeizuführen ist, tut Ihnen auch gut! Eine Gefahrenquelle in unserer Überflussgesellschaft sind Nahrungsmittel und Alkohol.

Weniger ist oft mehr

Zu viel des Guten kann Ihrer Gesundheit schaden. Das Zauberwort heißt: Genuss.

Sich ein Stückchen Schokolade langsam und genussvoll im Mund zergehen zu lassen, kann weit mehr Wohlbefinden verschaffen, als eine ganze Tafel innerhalb von wenigen Minuten in sich hineinzustopfen. Gleiches gilt übrigens auch für den Genuss des einen Gläschens Wein!

Für Genuss braucht man Zeit

Ein 5-Gänge-Menü muss zelebriert werden und dauert Stunden. Wie groß wäre der Genuss, wenn jeder Gang hastig verschlungen würde und einer rasch auf den nächsten folgte?

Sport macht Lust

Sportliche Aktivität baut nicht nur die eigene Leistungsfähigkeit wieder auf, sondern hilft überdies, Ängste und Verspannungen zu reduzieren. Wie könnte es anders sein: Natürlich kommt durch Sport auch die Freude am Leben wieder! Wer sich bewegt, schüttet körpereigene Endorphine aus, die ein Glücksgefühl hervorrufen. Vor allem Ausdauersportarten wie Joggen, Radfahren oder Walken kurbeln zudem die Produktion derjenigen Hormone an, die für die sexuelle Lust zuständig sind (die Androgene) und erhöhen die Durchblutung der Geschlechtsorgane. Das Körperbewusstsein verändert sich durch Sport: Muskeln werden trainiert, der eigene Körper wird als kräftig und fit erlebt. Das wirkt sich positiv auf die Selbstwahrnehmung aus. Man fühlt sich gesund und sexy! Auch aus psychischer Sichtweise, denn Ausdauersportarten haben einen entspannenden Effekt. Allein deshalb, weil der Mensch in einen rhythmischen Fluss von Bewegungen gerät, die ihn entspannen, Ärger und Sorgen in den Hintergrund rücken lassen und Stress abbauen. Nicht verwunderlich, dass wissenschaftliche Studien in der Mehrzahl der Fälle eine depressionsmindernde Wirkung des Joggens nachweisen konnten. Sport macht also nicht nur Lust, sondern hilft auch, die Unlust zu beseitigen!

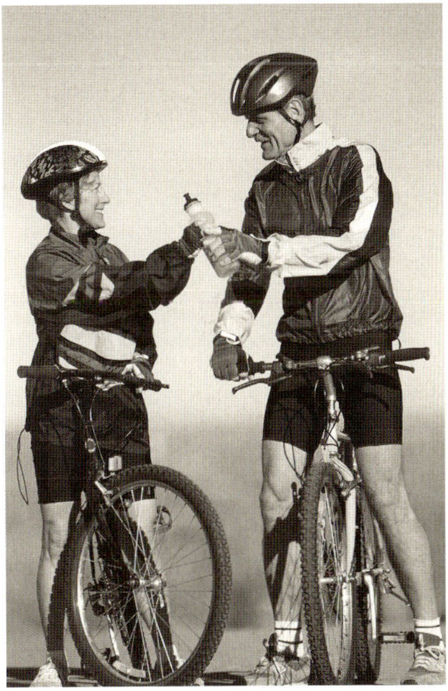

Wer sich bewegt, baut Ängste und Verspannungen ab und entdeckt die Freude am Leben neu.

Falls Sie es nicht schon längst getan haben, sollten Sie allerspätestens jetzt den verstaubten Heimtrainer aus dem Keller holen, die Badehose aus den Tiefen Ihrer Kommode kramen und die Wanderschuhe schnüren!

Gönnen Sie sich ein Schäferstündchen

Mal ganz ehrlich: Haben Sie in einen Ihrer Kringel »Sex« geschrieben? (… Sie erinnern sich …? … Sex? …) Falls nicht, so berauben Sie sich damit buchstäblich Ihrer Lust. Sexualität bringt Ihnen nämlich ähnliche physische Ergebnisse wie Sport: Beim Sex werden Endor-

Beim Sex werden körpereigene Stimmungshormone ausgeschüttet.

phine ausgeschüttet, die körpereigenen Stimmungshormone, wodurch wir uns glücklich, kraftvoll und schmerzfrei fühlen. Sex kurbelt auch die Produktion von männlichen Geschlechtshormonen (Testosteron) an und stärkt dadurch den Knochenbau und die Muskulatur. Kurz vor dem männlichen Orgasmus wird ein Hormon namens Dehydroepiandrosteron (das müssen Sie sich nicht merken) ausgeschüttet. Dieses männliche Geschlechtshormon, welches auch von der weiblichen Nebennierenrinde produziert wird, hat eine Immunsystem stärkende Funktion, wirkt knochenbildend und soll sogar die Wahrnehmung verbessern (wenn das kein Grund zur Freude ist!).

Bei Frauen wird beim Streicheln, Kuscheln und Schmusen sowie während des Beischlafes ein Hormon ausgeschüttet, das Oxytocin heißt. Oxytocin hat eigentlich andere Aufgaben. In diesem Fall (wir sprechen immer noch von Sex) löst dieses Hormon jedoch den Wunsch nach zärtlicher Berührung, Nähe und Verbundenheit aus und erhöht die Sensibilität für Berührungen. Ein wahrer Schmuse- und Wohlfühleffekt! Vielleicht denken Sie jetzt zerknirscht, dass die Krebserkrankung auch Ihr Sexualleben verändert hat. Operationen, Antihormontherapien und die Verarbeitung des Erlebten können sich lustmindernd oder -verhindernd auswirken. Das ist richtig. Liebevolle Nähe, Berührung und Zärtlichkeit durch Ihren Partner kann jedoch Ihr Wohlbefinden, auch ohne Sexualität, enorm steigern. Lassen Sie sich also ab und zu mal ausgiebig in den Arm nehmen, kuscheln und liebevoll streicheln – es tut so gut!

Visualisierung: Die Reise zum Ort der Ruhe und Kraft

Gönnen Sie sich hin und wieder eine kleine Auszeit, in der Sie Ihre Gedanken einfach schweifen lassen ...

Sich eine Auszeit zu nehmen und sich bewusst an einen Ort zu begeben, an dem Sie sich ruhig und kraftvoll fühlen, kann Ihnen Lebensfreude zurückbringen.

Es muss kein ruhiger Ort sein. Es kann dort laut oder stürmisch sein. Es geht vielmehr um das Gefühl, das in Ihrem Inneren entsteht, wenn Sie sich an diesem Ort befinden. Es reicht sogar schon, wenn Sie an diesen Ort nur denken: Sie fühlen sich sofort leichter, Sie atmen tiefer ein und merken, wie Freude sich wohlig in Ihnen ausbreitet. Überlegen Sie einmal, ob es einen solchen Ort für Sie gibt. Es kann ein realer Ort sein, an dem Sie schon einmal waren und der in Ihrer Erinnerung fest verankert ist: der Strand in Italien, den Sie als Kind mit Ihren Eltern besucht haben oder die grüne Almwiese in Österreich, auf der Sie sich beim Wandern ausruhten und die Aussicht auf das Tal genossen.

Es kann aber auch ein Ort in Ihrer Phantasie sein, den Sie sich traumhaft schön und entspannend vorstellen:

- hoch oben auf den windigen Klippen an der Küste Australiens in der Sonne zu stehen und in der Weite des Meeres unter Ihnen den Walen bei Ihrem gemächlichen Tanz im Wasser zuzuschauen … oder lieber:
- auf einer Südsee-Insel im wärmenden Sand eines weißen kilometerlangen verlassenen Strandes in der Sonne zu liegen, während Ihre Füße von lauwarmem Wasser der heranplätschernden Wellen umspielt werden, Sie mit Palmenblättern Luft zugefächelt bekommen und mit prallen, fruchtigen Weintrauben gefüttert werden … (Sie dürfen sich selbst ausmalen, von wem!).

Gönnen Sie sich ein Pause und reisen Sie in Gedanken an einen schönen Ort. Vielleicht tauchen Sie ein in den Duft einer Sommerwiese.

Vielleicht stellen Sie sich etwas gänzlich Irreales und Unmögliches vor, das aber trotzdem schön wäre und durch die Macht Ihrer Phantasie Wirklichkeit in Ihnen wird:

- sicher in einer Luftblase eingeschlossen im Weltall zu schweben, die Ruhe zu genießen, die langsame Schwerelosigkeit zu spüren, die funkelnden Sterne in der Dunkelheit andächtig zu betrachten und die Sternschnuppen fast zu berühren, die an Ihnen vorbeifliegen …

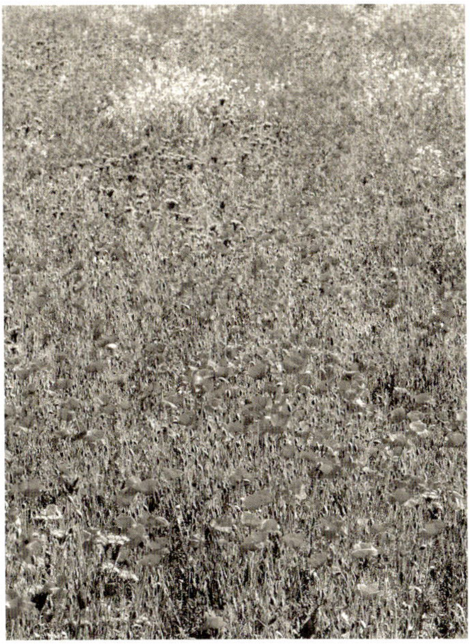

Es kann auch ein ganz unspektakulärer Ort sein, der Ihnen vertraut und lieb ist: Ihr Wohlfühl-Sessel in Ihrem Wohnzimmer, in dem Sie abends immer entspannen oder Ihr Liegestuhl auf der Terrasse daheim, in dem Sie mit Blick in den Garten immer glücklich in der Frühjahrssonne sitzen und die ersten wärmenden Sonnenstrahlen genießen. (Na, seufzen Sie schon?) Sie müssen nicht wirklich dort hinreisen, wer kehrt schon an die schönen Orte seiner Kindheit zurück oder liegt regelmäßig an

Traumstränden? Es reicht aus, sich für einen Moment entspannt auf das Bett zu legen oder in einen Stuhl zu setzen, die Augen zu schließen und sich durch Konzentration und Phantasie einen solchen Ort vor dem geistigen Auge entstehen zu lassen. Sich die Farben vorzustellen, die Sie dort umgeben, die Naturgewalten, die dort herrschen, die Gerüche, die Sie dort riechen können. Ihr Körper hat in Jahrzehnten gelernt, dass er sich an solchen Orten glücklich fühlt und wird daher genau so reagieren, wie er dort immer reagiert hat: mit Entspannung, Ruhe und Glücklichsein.

Diese Methode nennt sich Visualisierung, also die bildhafte Vorstellung von Entspannungsinhalten; sie wird auch Imaginationsübung oder Phantasiereise genannt (in diesem Fall zu Ihrem ganz eigenen Ort der Ruhe und Kraft) und ist ein Entspannungsverfahren. Probieren Sie es doch einmal aus, es wird Balsam für Ihre Seele sein!

Versorgen Sie sich täglich mit Glück!

Übung

Machen Sie sich bitte eine Lebensfreude-Liste, auf der Sie mindestens zehn Tätigkeiten oder Unternehmungen aufschreiben, die Sie sich vornehmen, um sich aktiv, glücklich und froh zu fühlen, z. B. ins Theater gehen, ihre Freundin zum Tanztee einladen, sich auf ein Glas Wein verabreden, ein ausgiebiges Vollbad nehmen ...

Hängen Sie diese Liste gut sichtbar an Ihren Kühlschrank, damit Sie nicht in Vergessenheit gerät!

Fassen Sie den Vorsatz, alle Punkte von dieser Liste innerhalb von zwei Monaten »abzuarbeiten«.

Fassen Sie einen weiteren Vorsatz, den sie sich täglich wieder in Erinnerung rufen: »Ich versorge mich heute mit einem Stückchen Glück.« Nehmen Sie sich jeden Morgen ein wenig Zeit, sich für den Tag etwas Schönes zu überlegen, was Sie tun, sehen, spüren, riechen, schmecken, miterleben oder beobachten werden.

Abends im Bett lassen Sie dann den Tag vor sich Revue passieren. Überlegen Sie ganz bewusst, wer oder was Ihnen Lust, Genuss, Lebensfreude oder einen Moment von Glück beschert hat. Hoffentlich fallen Ihnen viele Situationen, Ereignisse und Menschen ein, auch solche Dinge, die Sie morgens nicht geplant haben. Der Sinn des morgendlichen Planens und abendlichen Zurückerinnerns ist, dass Sie Ihre Aufmerksamkeit auf die schönen angenehmen Begebenheiten Ihres Lebens lenken und üben sollen, sich diese schönen Seiten selbst zu suchen und zu gestalten. Nur wer seinen Genuss und seine Lebensfreude bewusst wahrnimmt und schätzt, kann sie auch in vollen Zügen genießen!

Schaffen Sie Dinge aus der Welt, die Lebensfreude rauben

Trauer, Krankheit, Schmerzen, Monotonie erleben, sich allein fühlen, Streit, Disharmonie und Konflikte, verletzt werden, Angst, Misserfolg haben, Schlafmangel, finanzielle Not, sich schlapp fühlen, von Schuld geplagt sein, Leistungsdruck, verlassen oder einsam sein, Arbeitslosigkeit, Zeitmangel, Stress ... das und vieles mehr könnten Ihre Kringel beinhalten, die außerhalb Ihres Lebensfreude-Kreises stehen und mit einem Minus gekennzeichnet sind.

Richten Sie Ihre Aufmerksamkeit immer wieder auf die schönen Dinge des Lebens! Nur so bewältigen Sie Konfliktsituationen, die zum Leben dazugehören.

Jeder weiß, wie stark diese Ereignisse die Stimmung trüben. Sie kennen bestimmt auch das Gefühl von Erleichterung, wenn sich eine belastende Situation auflöst. Es gibt Konflikte, vor allem im Bereich unserer Beziehungen, die man lösen, Streitsituationen, die man beenden und schwierige Entscheidungen, die man treffen kann. Ein erster Schritt wäre hier, die Konflikte in Ihrem Leben darauf zu überprüfen, ob sie lösbar oder nicht lösbar sind. Fassen Sie den Vorsatz, sich nicht mehr über Menschen oder Dinge aufzuregen oder zu ärgern, die so sind, wie sie sind und die Sie nicht ändern können (es gibt so viel wichtigere und schönere Dinge, mit denen Sie Ihre wertvolle Zeit verbringen können!). Es gibt natürlich auch Lebensumstände, die wir nicht oder nur schwer ändern können und somit ertragen müssen: Krankheit, Arbeitslosigkeit, Trennung vom langjährigen Lebenspartner. Sie sind schwer auszuhalten und bringen viele negative Gefühle mit sich. Gerade in solchen Zeiten sollten Sie für Ihre Lebensfreude sorgen. Stellen Sie sich starke Partner (Angehörige oder professionelle Helfer) an die Seite, die Sie in der schweren Zeit begleiten, sorgen Sie dafür, dass Sie über Ihre Gefühle sprechen, sie ausagieren können (wie bei der Angst), damit diese sich nicht gegen Ihr Selbst richten. Erhalten Sie sich sportliche Betätigung, gesunde Ernährung, Ablenkung und Entspannungsmomente. Auch in Zeiten von Leiden und Trübsinn ist es möglich, Lebensfreude oder Momente des Glücks zu empfinden. Es ist klug, sich diese Momente ab und zu selbst zu suchen.

Sein Unglück
ausatmen können
tief ausatmen,
so dass man wieder einatmen kann.
Und vielleicht auch
sein Unglück sagen können
in Worten
in wirklichen Worten,
die zusammenhängen
und Sinn haben
und die man selbst noch
verstehen kann
und die vielleicht sogar irgendwer sonst
versteht
oder verstehen könnte
und weinen können

Das wäre schon
fast wieder
Glück.

Erich Fried

Gestalten Sie nicht Vermeidbares so angenehm wie möglich

Es gibt einige Dinge in unserem täglichen Leben, die uns manchmal gehörig auf die Nerven gehen können, Pflichten, um die wir nicht herumkommen und Arbeiten, die zu erledigen sind. Ich denke dabei daran: morgens im Winter mit dem Hund raus gehen, Unkraut jäten, die Toilette putzen, zur Nachsorgeuntersuchung müssen, das klärende Gespräch mit der pubertierenden Tochter führen, Arbeiten für Kollegen erledigen, Getränkekästen schleppen, auf die Jahresvereinsfeier des Briefmarkensammlervereins Ihres Ehemannes gehen, Fenster putzen, den verstopften Ausguss reinigen, den Keller entrümpeln, die Wäsche der vergangenen drei Wochen bügeln … Falls Sie mir jetzt mit dem Energiesparen von Seite 58 f. kommen: Manche dieser Aufgaben können wir beim besten Willen nicht an andere delegieren.

Ich sehe zwei Möglichkeiten: Entweder Sie ärgern sich weiter darüber und warten auf die goldene Fee, die erscheinen wird, um die Arbeit für Sie zu erledigen (viel Glück!) oder Sie packen es an und gestalten sich die Angelegenheit so angenehm wie es nur geht. Verschieben Sie unangenehme Dinge nicht, sondern setzen Sie sich dafür einen festen Termin. Unsere Gedanken selbst zu beeinflussen, kann hierbei sehr wirksam sein, da sich diese bekanntermaßen auf unser Fühlen auswirken. Das ändert natürlich nichts an der Angelegenheit selbst. Eine positive Einstellung wird Ihnen jedoch gefühlsmäßig größeren Nutzen bringen als mit lauter negativen Gedanken missmutig an die Aufgabe heranzugehen. Es gibt nun mal unangenehme Dinge, Zeiten und Tätigkeiten, durch die wir durch müssen.

Denken Sie bei der Erledigung lästiger Tätigkeiten im Haushalt an etwas Schönes. Dann geht alles viel leichter von der Hand.

Achten Sie auch auf Ihre Körperhaltung. Wenn Sie morgens mit verkniffenem Gesicht und hängenden Schultern zur Arbeit schlurfen, geht jegliche Freude abhanden. Strecken Sie die Schultern und schalten Sie in den dritten Gang. Bei Hausarbeiten machen Sie sich zackige Musik an und bereiten sich schöne Gedanken (»gleich sind die Fenster strahlend sauber und alle Nachbarn werden mich beneiden!«).

Vergessen Sie nicht, sich zu belohnen

Und stellen Sie sich unbedingt eine Belohnung in Aussicht, wenn Sie eine unangenehme Arbeit hinter sich gebracht haben, egal, ob Sie sich lediglich selbst loben, sich eine halbe Stunde Auszeit mit Ihrer Häkelarbeit, etwas Süßes oder eine Reise zum Ort Ihrer Ruhe gönnen. Belohnung muss sein!

Eine positive Einstellung zu Dingen zu finden, die notwendig, aber lästig sind, bedeutet, sich das Unangenehme zu erleichtern.

Machen Sie eine positive Bestandsaufnahme

Geht es uns schlecht, steht die Ursache für dieses Gefühl im Vordergrund. Vielleicht kennen Sie das von sich selbst: Wenn Sie Schmerzen haben, Angst fühlen oder unter Ihrer Leistungsschwäche leiden: Ihre Gedanken und Gefühle sind mit diesen Inhalten beschäftigt. Sie denken darüber nach, was Ihnen alles weh tut, was Sie aufgrund Ihrer Schmerzen oder körperlichen Schwäche nicht machen können und wie lustlos und traurig Ihr Leben geworden ist. Das kann Ihnen Ihre Lebensfreude wirklich rauben. Aber auch in Zeiten der Genesung oder innerhalb eines ganz normalen Alltags hört man oft die Menschen nur klagen, wie schlecht es ihnen gehe, was alles in letzter Zeit schief gegangen sei und wie gestresst sie seien. Fast so, als gäbe es gar nichts Gutes in ihrem Leben.

Manchmal ist es gut, in solchen Fällen eine positive Bestandsaufnahme zu machen.

Und das geht so:

Führen Sie sich all das vor Augen, was an Ihrem Leben lebenswert ist, welche Menschen bei Ihnen sind, was Sie besitzen, was Sie alles (schon wieder) tun können und welche Tätigkeiten oder Ereignisse Ihres beruflichen oder privaten Lebens Sie glücklich oder zufrieden machen. Versuchen Sie, nichts Negatives anzuführen, sondern lenken Sie die Gedanken bewusst ausschließlich auf die angenehmen Seiten Ihres Lebens, ohne diese »schön zu reden«.

»Wir haben alles, was wir zum Leben brauchen ...«

»Ich bin nicht allein. Ich habe meine Ehefrau, die zu mir hält. Wir kennen uns schon seit 44 Jahren. Ich kann immer auf meine Frau zählen, auf die ist immer Verlass. Wir haben so viel miteinander erlebt; das schweißt zusammen. Wir haben zwei gemeinsame Kinder. Die haben wir gut groß bekommen. Beide sind anständige Menschen geworden. Mein Sohn wird zum ersten Mal Vater; dann werde ich Großvater sein und Kinderlachen wird bei uns Einzug halten. Das wird schön, besonders zu den Festen, wenn die ganze Familie da ist. In der Zeit im Krankenhaus habe ich mich nach zu Hause gesehnt. Ich fühle mich wohl in unserer kleinen Wohnung. Wir haben alles, was wir zum Leben brauchen, auch wenn die

Rente keine großen Sprünge erlaubt. Die wollen wir auch gar nicht machen. Am Wochenende fahren wir in unseren Garten. Da arbeiten wir stundenlang einträchtig zusammen, pflanzen, jäten und genießen die Sonne im Rücken. Letztes Jahr haben wir unsere eigenen Tomaten geerntet! Dort haben wir liebe Nachbarn, mit denen wir ab und zu zusammensitzen und plaudern. Manchmal grillen wir auch und haben Spaß zusammen. Vor einem Jahr hätte ich dazu die Kraft noch nicht gehabt. Aber jetzt, wo die Kräfte wiederkommen, da geht das ganz gut ...«

Patient, 68 Jahre, nach Prostata-Krebs

Übung

Machen Sie jetzt bitte schriftlich Ihre persönliche positive Bestandsaufnahme!

4. Dschungelpfad-Übung

Denken Sie im Hinblick auf die Lebensfreude einen Augenblick über die folgenden Fragen nach:

- Was stellen Sie fest, wenn Sie an Ihre eigene Lebensfreude und den Umgang mit Genuss, Lust und Entspannung denken? Was fällt Ihnen dabei auf? Welche Gedanken und Gefühle kommen hoch?
- Unabhängig davon, ob es realisierbar ist oder nicht, was sollte sich in Bezug auf Ihre Lebensfreude tun, damit es Ihnen besser geht? Was möchten Sie ändern?

Nehmen Sie bitte Ihren Block zur Hand und suchen Sie die Stelle mit dem Titel »Dschungelpfade«: Schreiben sie all Ihre Veränderungswünsche auf und zwar unter die Überschrift »Umgang mit meiner Lebensfreude, Genuss und Glücklichsein«.

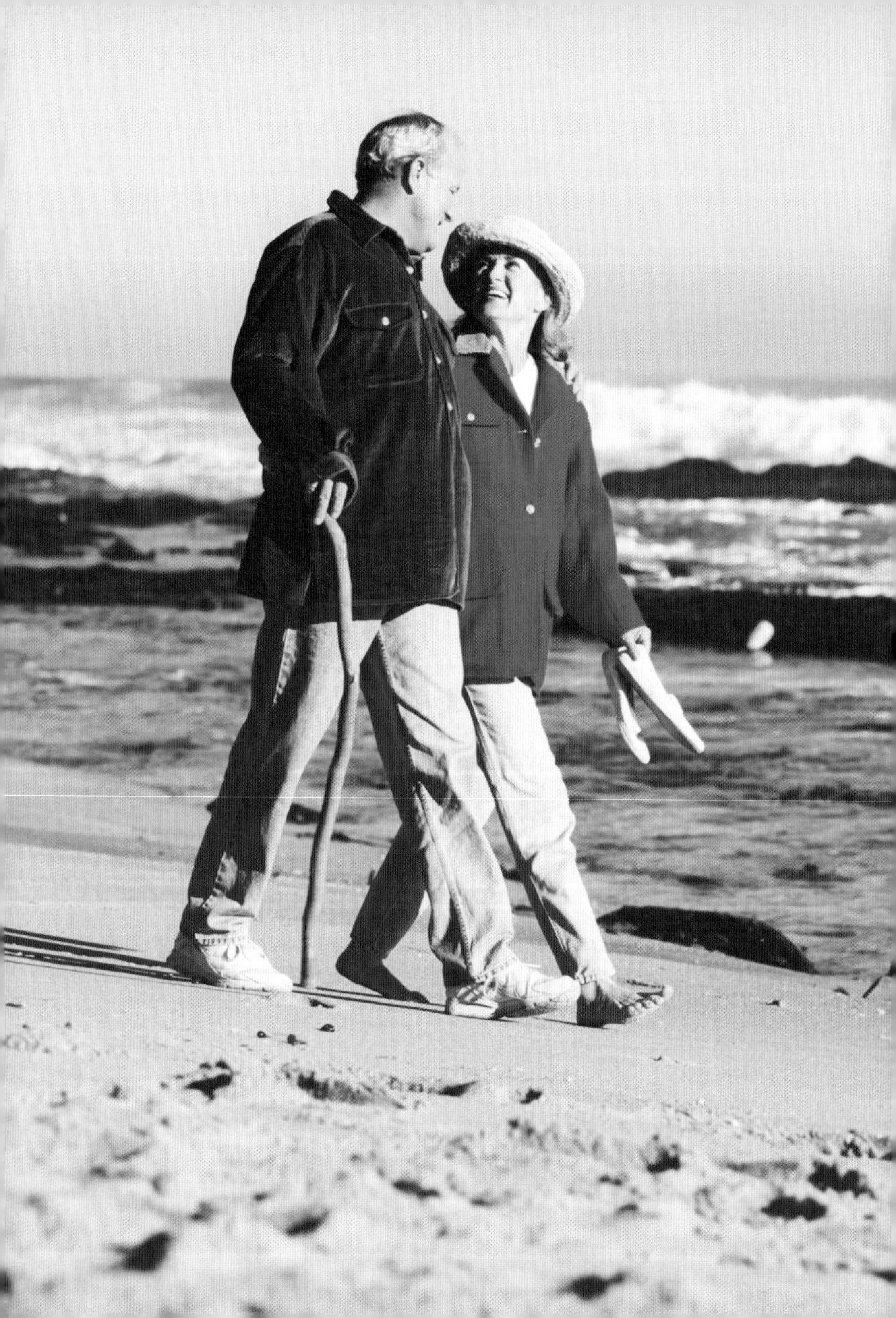

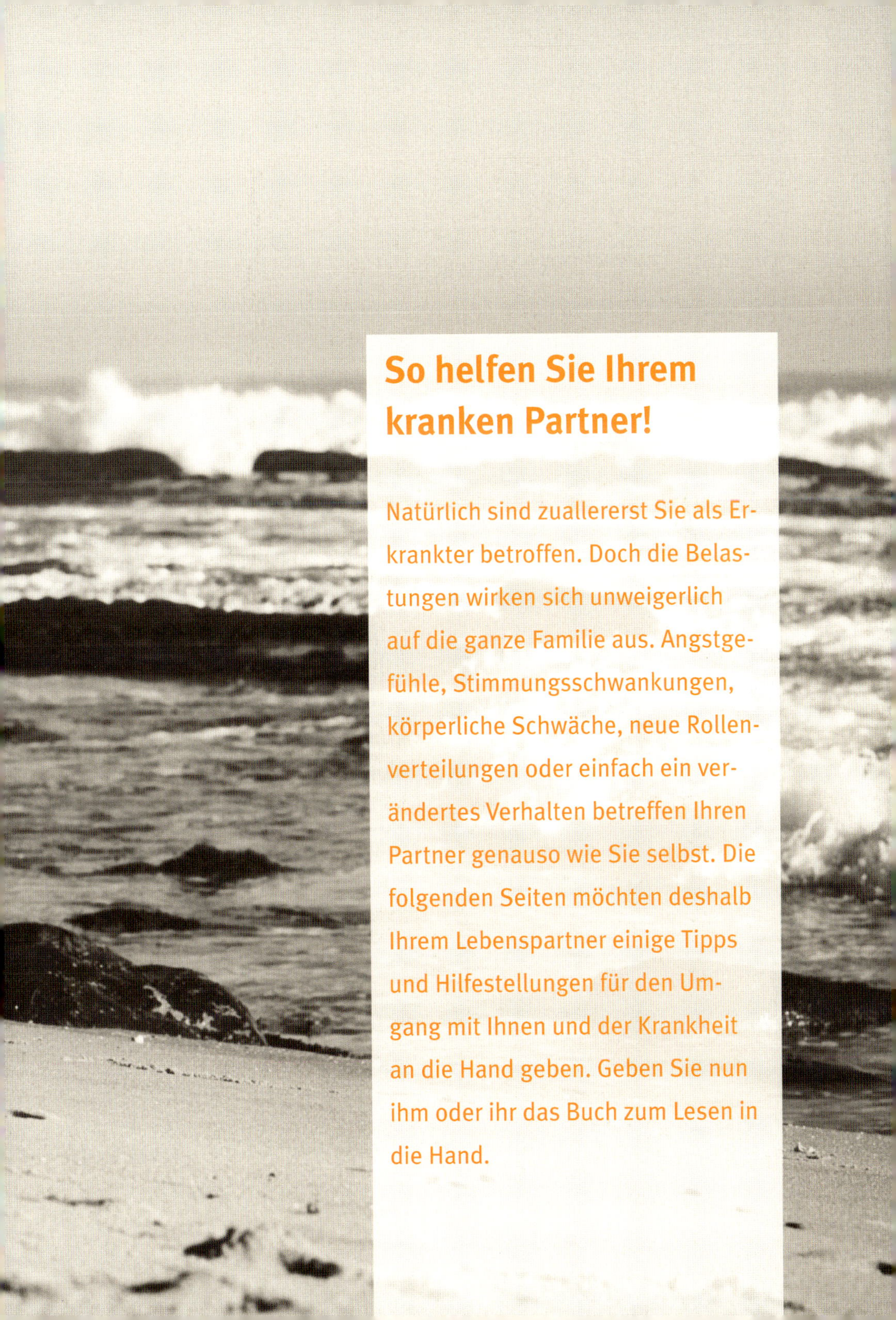

So helfen Sie Ihrem kranken Partner!

Natürlich sind zuallererst Sie als Erkrankter betroffen. Doch die Belastungen wirken sich unweigerlich auf die ganze Familie aus. Angstgefühle, Stimmungsschwankungen, körperliche Schwäche, neue Rollenverteilungen oder einfach ein verändertes Verhalten betreffen Ihren Partner genauso wie Sie selbst. Die folgenden Seiten möchten deshalb Ihrem Lebenspartner einige Tipps und Hilfestellungen für den Umgang mit Ihnen und der Krankheit an die Hand geben. Geben Sie nun ihm oder ihr das Buch zum Lesen in die Hand.

Plötzlich erkenne ich dich nicht wieder ...

Ihr Lebenspartner ist an Krebs erkrankt. Er hat gerade die Akuttherapie hinter sich oder steckt mittendrin und versucht jetzt gemeinsam mit Ihnen, in sein bisheriges Leben zurückzufinden. Mit Sicherheit fühlen Sie sich im Augenblick überfordert und hilflos. Sie leiden unter Ängsten, sind wütend oder verzweifelt, blicken unsicher in die Zukunft und wissen nicht genau, wie Sie sich Ihrem erkrankten Partner gegenüber verhalten und dessen gefühlsmäßige Achterbahnfahrt aushalten oder begleiten sollen. Vielleicht können wir gemeinsam ein bisschen Licht ins Dunkel bringen.

Neue Rolle: Helfen und entlasten

Ihr erkrankter Partner ist darauf angewiesen, dass Sie ihm unter die Arme greifen und Arbeiten abnehmen.

Durch Erkrankung und Therapie ist Ihr Partner geschwächt. Pflichten, die er bislang allein erledigen konnte, müssen jetzt Sie übernehmen. Diese zusätzlichen Aufgaben belasten Sie und bedeuten einen organisatorischen Mehraufwand. Auch wenn die neue Rolle anstrengend ist und sich Ihr Partner unter Umständen sogar sträubt, ist es von großer Bedeutung, dass Sie ihn entlasten, damit er sich regenerieren kann.

Drei wichtige Regeln sind dabei zu beachten:

- Eignen Sie sich den Blick für das Notwendige an

Das gilt vor allem für ältere Männer, die das in ihrer Jugend nicht gelernt haben, aber auch für jüngere Männer, die es zwar besser wissen, aber zu bequem sind. Für beide gleichermaßen ist es neu, dass geputzt oder etwas in Ordnung gebracht werden muss. Sie sind nicht daran gewöhnt, die Toilette zu putzen, zu bügeln, den Tisch schön zu decken, an die Ballettstunden der Tochter oder die Besorgung der Weihnachtsgeschenke für die Familie zu denken. Profitieren und lernen Sie möglichst von den Erfahrungen Ihres Partners. Lassen Sie sich erklären, wo sie was finden und wie Sie die neuen Aufgaben am Besten verrichten können. Das bedeutet nicht, dass Sie den Anspruch an sich selbst stellen müssen, es genauso gut zu machen wie Ihr Partner. Das wäre auch nicht realistisch. Versuchen Sie lediglich, von seinem Spezialistentum zu lernen, damit es ein wenig einfacher für Sie wird, ungewohnte oder neue Aufgaben auszuführen.

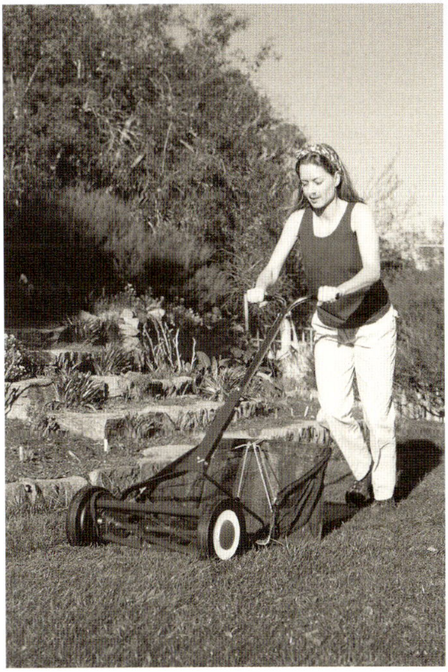

- Nehmen Sie Wutanfälle nicht persönlich Sie werden es Ihrem Partner nur bedingt recht machen und es kann sein, dass Ihr Partner Ihnen Ihren Einsatz mit Gereiztheit und boshaftem Verhalten dankt. Aufgrund eigener Schwäche um Hilfe bitten zu müssen, plötzlich auf Sie angewiesen zu sein und nichts mehr allein machen zu können, kann große Angst und massive Wut erzeugen. Gegen wen sonst soll sich diese richten wenn nicht gegen Sie, der gesund und in der Lage ist, mit links all das zu erledigen, was der Betroffene nicht mehr schafft? Es geht jedoch nicht wirklich um Sie, sondern um die Ängste und Gefühle der Unzulänglichkeit, des Kontrollverlustes und der Abhängigkeit Ihres Partners. Versuchen Sie also, Verhalten der beschriebenen Art nicht allzu persönlich zu nehmen.

- Überprüfen Sie, ob Sie über das Ziel, den anderen zu unterstützen und entlasten, vielleicht hinausschießen. Erwachsene Menschen mögen nicht in Abhängigkeiten gehalten und bevormundet werden. Sobald es Ihrem Partner ein wenig besser geht, wird er seine Aufgaben wieder übernehmen und nicht mehr als Kranker behandelt werden wollen.

Ist Ihr Partner zu geschwächt, um Alltagspflichten zu erfüllen, ist es an Ihnen, die Aufgaben – wenigstens zeitweise – zu übernehmen.

Reden über den Krebs: Unterschiede zwischen Mann und Frau

Tappen Sie nicht in die Falle mit der Kristallkugel! Auch wenn Sie zu wissen glauben, wie sich Ihr erkrankter Partner fühlt, wissen Sie es in Wirklichkeit doch nicht, es sei denn, Sie haben eine Kristallkugel im Keller, die Sie regelmäßig befragen! Genauso wenig wissen Sie, was Ihr Partner braucht, um sich besser zu fühlen. Problematisch könnte es werden, wenn Sie die eigenen Vorstellungen auf den Partner übertragen und anfangen, sich ihm gegenüber so zu verhalten, wie Sie es sich von ihm erwünschen würden, wenn Sie selbst erkrankt wären. Das ist fatal, denn, Sie stimmen mir sicherlich zu, wenn ich sage: Männer und Frauen sind gänzlich unterschiedliche

Wesen und brauchen Unterschiedliches voneinander. Meine Erfahrung mit weiblichen und männlichen Betroffenen ist, dass sich die unterschiedlichen Bedürfnisse bezüglich der partnerschaftlichen Reaktionen gerade im Krankheitsfall deutlich zeigen. Gehen Sie also niemals von sich selbst aus, wenn Sie sich fragen: Was braucht mein Partner, um zufrieden zu sein? Denn er ist anders als Sie!

Frauen wollen reden ...

Betroffene Frauen wollen meist mit ihrem Partner reden, ihre Gefühle äußern können, spüren, dass der Partner sie versteht, in den Arm genommen werden, Nähe und Interesse an Ihrem Befinden und Ihrer Behandlung vermittelt bekommen. Sie erhalten von Ihren männlichen Partnern jedoch häufig ein eher lösungsorientiertes, manchmal abwehrendes Verhalten auf ihre geäußerten Gefühle. In Paargesprächen mit weiblichen Betroffenen und ihren gesunden Ehemännern kommt das zum Ausdruck, indem die Männer manchmal für ihre Frauen antworten, sie in den Arm nehmen und laut Dinge sagen wie »Wir kommen gut mit der Erkrankung klar. Bei uns wird nicht geweint, oder? Ich sage immer: Kopf hoch und dann geht das schon.« Die betroffene Frau sitzt oft schweigend daneben und berichtet erst allein im nächsten Gespräch über ihre Ängste. Viele betroffene Frauen fühlen sich von weiblichen Angehörigen deshalb auch besser verstanden.

Frauen wollen reden, Männer behalten ihr Gefühlschaos lieber unter Kontrolle. Da sind Missverständnisse vorprogrammiert.

... Männer schweigen

Betroffene Männer wollen hingegen meist nicht lange und ausführlich über ihre Erkrankung reden. Das heißt nicht, dass sie keine entsprechenden Ängste, Gefühle und Gedanken haben. Es ist für sie jedoch nicht so bedeutsam, diese zu besprechen und zu teilen, sondern eher, sie unter Kontrolle zu behalten. Viele Männer gehen hier pragmatisch vor, machen die Sache allein mit sich ab und schweigen sich dann aus. Die Ehefrauen dieser Betroffenen sitzen manchmal mit bei uns im Gesprächskreis oder im Paargespräch, versuchen, ihren Ehemann zum Reden zu bringen, beantworten aufgelöst sämtliche Fragen, die man an ihn gerichtet hatte und haben selbst einen sichtbaren Gesprächsbedarf.

Was-brauchst-du-Fragen

Fast jeder Angehörige macht sich Sorgen um seinen erkrankten Partner, wünscht sich, ihm helfen zu können und ist aufrichtig bemüht, ihn nach bestem Wissen und Gewissen zu unterstützen. Warum nur kollidieren trotz der besten Absichten so häufig die erwünschte und die erhaltene Reaktion miteinander? Warum fühlen sich Erkrankte genervt, unverstanden, allein gelassen, ungeliebt und die Partner abgelehnt und schlecht behandelt? Weil der Angehörige das tut, von dem er in seiner eigenen Vorstellung meint, dass es hilfreich für ihn selbst wäre, und weil der Betroffene meint, der Partner kenne ihn doch so gut, dass er eigentlich wissen müsse, was er jetzt gerade braucht. Der einzige Weg aus diesem unsinnigen Kreislauf ist: Ehrliche und offene Kommunikation.

»... dass man es mir ja sowieso nicht recht machen könne«

»Am Anfang war ich unglaublich enttäuscht von meinem Mann, weil ich das Gefühl hatte, er bemühte sich zwar, mir im Haushalt und mit den Kindern zu helfen, aber ansonsten konnte ich gar nicht mit ihm reden. Vor allem meine Ängste schienen ihn nicht zu interessieren, da er nie etwas zu ihnen sagte. Als ich ihm das in einem Wutanfall sagte, reagierte er verblüffend: Er sagte, dass man es mir ja sowieso nicht recht machen könne. Das eine Mal wolle ich getröstet werden, das andere Mal würde ich wütend, wenn er mich in die Arme nehmen wolle. Den einen Tag wolle ich über meine Ängste reden und am nächsten, wenn er mich selbst darauf anspräche, würde ich ihn anpfeifen, ich hätte es satt, immer nur über meine Krankheit zu reden, er solle mich gefälligst damit in Ruhe lassen und mir zugestehen, dass ich auch mal Abstand bräuchte ... Ich muss schon sagen – so ganz Unrecht hatte er damit nicht. Seit diesem Gespräch halten wir es so: Wenn ich eine bestimmte Reaktion von meinem Mann haben will, dann sage ich es ihm. Eigentlich bin ich ganz froh, wie er reagiert.«

Patientin, 35 Jahre, nach Brustkrebs

Auf den Seiten 78 f. habe ich Ihrem erkrankten Partner die Technik der Ich-brauche-Botschaften vorgestellt. Dahinter steckt, dass er Ihnen als Partner ganz klar sagen soll, welche Verhaltensweisen er sich von Ihnen wünscht. Sie möchte ich jetzt im Gegenzug dazu auffordern, Was-brauchst-du-Fragen zu stellen: Fragen Sie Ihren Partner, wie Sie sich verhalten sollen. Fragen Sie auch, welche Hilfe er sich im Haushalt wünscht, welche Arbeiten ihm derzeit schwer fallen, ob er zu Arztgesprächen oder Untersuchungen begleitet werden möchte. Was würde dir jetzt am meisten helfen? Was brauchst du? Was kann ich tun, damit es dir besser geht? In dem Moment kann der betroffene Partner sagen, was er sich wünscht (falls er es selbst weiß).

Wenn Sie Was-brauchst-du-Fragen stellen und Ihr betroffener Partner Ich-brauche-Botschaften sendet, dann kann eigentlich nicht mehr viel schief gehen. Das heißt übrigens nicht, dass Sie jeder Aufforderung und Bitte Ihres Partners jederzeit nachkommen müssen. Sie haben auch das Recht, genervt, überfordert und übellaunig zu sein! Es bedeutet lediglich, dass Sie besser wissen, was sich der andere wünscht.

Geben Sie keine platten Ratschläge, zeigen Sie lieber Präsenz

Das vielleicht Verkehrteste, was Sie tun können, ist, Ihrem Partner mit gut gemeinten Ratschlägen zu begegnen. Ist Ihr Partner völlig am Boden zerstört, sollten Sie nicht mit »Es ist doch alles nur halb so schlimm« reagieren. Erzählt er Ihnen gerade von massiven Ängsten, ist die Antwort »Hör doch auf, dich verrückt zu machen« eher hinderlich. Auch der Satz »Du musst jetzt positiv denken«, wenn der Betroffene gerade eine schlimme Nachricht erhalten hat, ist in der Regel so wenig hilfreich wie das Aufzählen logischer Argumente: den statistisch günstigen Merkmalen des Tumors, seiner frühzeitigen Entdeckung, der hohen Wirksamkeit der erhaltenen Therapie. Solche Argumente erreichen Ihren Partner in Angstmomenten nicht wirklich, sondern decken seine Ängste nur zu. Im schlimmsten Fall schämt sich Ihr Partner, weil er Angst hat. Verurteilen Sie die Gefühle Ihres Partners nicht, denn sie sind nun einmal da.

Gut gemeinte Ratschläge wie „Es ist doch alles nur halb so schlimm“ empfindet der erkrankte Partner oft als anmaßend.

Besonders fatal wirkt sich auch der Satz aus: »Das kann ich gut verstehen« oder »Da müssen wir jetzt durch«, da Betroffene solche Aussagen oft als anmaßend erleben.

Manche Betroffene reagieren allergisch auf solche Sätze, andere empfinden sie als hilfreich, je nachdem, wer sie sagt und wann. Fragen Sie am besten Ihren Partner direkt, wie es ihm mit solchen Äußerungen geht und ob er sie hilfreich findet.

Nicht immer helfen Worte. Manchmal reicht es, wenn Sie den Ängsten und geäußerten Gedanken Ihres Partners einfach nur aktiv zuhören. Gemeint ist nicht, Zeitung zu lesen, während der andere redet, sondern aktives Zuhören, den anderen dabei anzuschauen, aufzunehmen und nachzuspüren, was dieser gerade von sich berichtet; anwesend zu sein und auszuhalten, was der andere sagt, ohne es gleich zuzudecken.

Besonders Frauen können ihre Ängste gut herauslassen, wenn sie reden und ihnen jemand zuhört. Sie brauchen nicht für jede vom Partner geäußerte Angst gleich eine Lösung anzubieten oder tatkräftig in Aktion zu treten. Es reicht, wenn Sie da sind.

Sprechen Sie auch über Ihre eigenen Ängste

Es ist sinnvoll, wenn der Betroffene hört, dass auch Sie unter Angst leiden. Angehörige verwenden jede Menge Energie darauf, stark zu sein und die Fahne hoch zu halten. Derselbe Angehörige, der seiner Frau morgens sagt »Nun lass mal nicht den Kopf hängen. Ich vertraue ganz fest darauf, dass du wieder gesund wirst« sitzt mittags bei mir im Gespräch und sagt traurig: »Ich habe so eine Angst, dass meine Frau stirbt. Aber wie könnte ich ihr das sagen, wo sie sich doch schon selbst immer Sorgen macht? Ich will sie nicht noch zusätzlich belasten.«

Ein Wir-Gefühl schaffen

Das ist generell auch gut und richtig. Es gibt aber auch Situationen, in denen sich ein Betroffener einsam, schwach und unverstanden fühlt, gerade weil alle um ihn herum sich kraft-, vertrauensvoll und angstfrei zu fühlen scheinen. Gemeinsam zu weinen und ehrlich zu sagen »Ich habe auch manchmal furchtbare Angst vor der Zukunft« kann hilfreich für den Betroffenen sein, große Nähe und ein tiefes Wir-Gefühl zwischen Ihnen entstehen lassen.

Warten Sie nicht darauf, dass Ihr Partner wieder so wird wie früher

Immer wieder antworten Angehörige auf die Frage, was Sie sich am meisten wünschen, mit: »Dass mein Partner wieder gesund und genauso wird wie früher.« Die Hoffnung auf die körperliche Genesung ist realistisch, auf die psychische Rückverwandlung jedoch unmöglich. Ein derart einschneidendes Lebensereignis wie eine Krebserkrankung ist eine Erfahrung, die einen Menschen und seine Einstellung zum Leben verändern. Es ist wichtig, das zu verstehen, damit Sie nicht Gefahr laufen, den jetzigen Zustand als ein auszuhaltendes Ärgernis zu betrachten und vergebens darauf hoffen, dass der Partner wieder so sein wird wie er vor der Erkrankung war. Natürlich wird Ihre Frau wieder verträglicher werden, wenn die Antihormontherapie vorbei ist, die Ängste werden nachlassen, fallen die Nachsorgeuntersuchungen über Jahre gut aus und Ihr Mann wird wieder lebensfroher, wenn seine (Mannes-)Kräfte zurückkommen und Schmerzen aufhören. Von diesen Veränderungen spreche ich nicht, sondern von den grundlegenden Änderungen in den Lebenseinstellungen.

Verändert uns eine Lebenserfahrung, kehren wir niemals wieder an den Punkt zurück, an dem wir vorher waren. Denken Sie einmal darüber nach, wie die Geburt eines Kindes eine Partnerschaft verändert. Selbst wenn das Kind groß und aus dem Haus ist und Sie wieder zum kinderlosen Alltag zurückkehren, wird Ihre Beziehung zum Partner nicht wieder an den Ausgangspunkt zurückkehren.

Wie verstanden Sie sich vor der Erkrankung?

Es gilt also, sich an Ihren veränderten Partner zu gewöhnen. Das ist ein hartes Stück Arbeit und manche Partnerschaften zerbrechen daran. Es ist übrigens ein Irrglaube, dass Partnerschaften »an der Krebserkrankung« zerbrechen. Es gibt nur Partnerschaften, die stabil genug sind, ein schwer wiegendes Erlebnis auszuhalten und solche, die es nicht sind. Einen wichtigen Einfluss hat hier die Qualität der Beziehung vor der Erkrankung.

Gab es bereits vor der Krebserkrankung Probleme mit der Kommunikation, Sexualität oder der Fähigkeit, gemeinsam Konflikte zu lösen, werden diese durch die Erkrankung eines der Partner wie durch eine Lupe vergrößert, manchmal erst dadurch sichtbar und häufig vertieft. Eine Krebserkrankung ist immer eine harte Belastungsprobe für eine Beziehung, die manchmal ein bereits randvolles Fass zum Überlaufen bringt und dadurch zur Trennung eines Paares führt. Paare, die sich vor der Erkrankung lediglich durch den Alltag auseinander gelebt hatten, jedoch ansonsten eine zufrieden stellende, stabile und tragfähige Vertrauensbeziehung hatten, berichten häufig, durch die Krebserkrankung wieder näher mit dem Partner zusammengerückt zu sein.

Leben Sie Intimität und Sexualität

Mit körperlicher Nähe und Intimität ist eng das Thema Sexualität verbunden, welches oftmals durch die Erkrankung in den Hintergrund rückt. Manchmal geschieht dies, weil der Partner aufgrund von Behandlungen, Schmerzen, Ängsten oder Schwäche gar nicht in der Lage ist, an Sex zu denken oder diesen zu praktizieren. Manchmal verändert sich die Sexualität jedoch längerfristig, weil durch Medikamente wie Antihormontherapien, durch die Scham über körperliche Veränderungen – Amputationen, Stoma-Anlagen, Inkontinenz – oder durch Körperbild- und Selbstwert-Störungen die sexuelle Lust gemindert ist. Tritt bei männlichen Betroffenen postoperativ eine erektile Dysfunktion ein oder ist bei weiblichen Betroffenen die Scheide durch Hormonentzug trocken oder operativ stark verkürzt, wird der Verkehr häufig auch funktionell erschwert.

Gehen Sie behutsam vor

Wenn Sie wieder Sexualität mit Ihrem Partner leben möchten, sollten Sie es ihm sagen und fragen, wie er dies empfindet. Es macht keinen Sinn, Druck auf den Partner auszuüben oder ihm zu sagen, dass Sie seine körperlichen Veränderungen nicht als Grund akzeptieren, keinen Sex mehr haben zu wollen. Das oberste Gebot ist hier, behutsam vorzugehen, Verständnis für die veränderte Gefühlswelt des Partners zu haben und sich darin einzufühlen. Beachten und respektieren Sie auch die Signale Ihrer eigenen Gefühlswelt: Vielleicht verspüren Sie selbst Erschrecken angesichts der körperlichen Veränderungen, angesichts einer Skatspritze oder einer Pumpe, um die männliche Erektion zu fördern, verspüren Ekel vor Narben, einer fehlenden Brust oder eines Hodens, Ausdünstungen und Schleimabsonderungen. Vielleicht mindert es auch Ihre eigene Lust, dass der Partner krank ist und sich selbst weniger attraktiv oder begehrenswert fühlt. All diese Gefühle bedeuten nicht, dass Sie ein schlechter Partner sind. Lassen Sie sich selbst Zeit, sich an den veränderten Körper des Partners und Ihre gemeinsame neue Sexualität zu gewöhnen.

Schmerzen und körperliche Veränderungen können dazu beitragen, dass die Lust an der Sexualität verloren geht.

Das A und O: Zärtlichkeit

Sexualität leben bedeutet nicht nur Geschlechtsverkehr, denn es ist nicht immer der Koitus, der Sinnlichkeit und Nähe bringt. Gerade weibliche Betroffene berichten häufig: »Ich wünsche mir, mich abends in die Arme meines Mannes zu legen und ganz zärtlich von ihm gestreichelt zu werden. Wenn er dann damit anfängt, verkrampfe ich mich, weil ich denke, dass er erregt wird und sich zum Sex aufgefordert fühlt. Dafür ist es mir aber noch zu früh. Dabei habe ich so ein starkes Bedürfnis nach Nähe.«

Beugen Sie Missverständnissen vor!

Diese Missverständnisse können Sie klären. Fragen Sie Ihren Partner ohne Erwartungsdruck, wie viel und welche Nähe und Zärtlichkeit er sich wünscht, ob ihm Berührungen unangenehm sind oder Schmerzen bereiten. Respektieren Sie die Antworten und versuchen Sie, sich nicht zurückgestoßen zu fühlen.

Sorgen Sie auch für sich selbst

Trotz der Krankheit Ihres Partners haben Sie ein Recht auf persönliche Auszeiten und Ruhephasen.

Sie werden im Laufe der Erkrankung und Genesung Ihres Partners eine Menge Energie benötigen, eigene Ängste aushalten müssen, mit den Gefühlen des Partners zurechtkommen, diesen entlasten und mehr Aufgaben als sonst übernehmen müssen. Umso wichtiger ist es, dass Sie auch daran denken, für sich selbst und Ihre eigene Erholung zu sorgen, auch wenn Sie weniger Zeit haben, weil Beruf, Haushalt, Kinder, Bedürfnisse und Gefühle des erkrankten Partners Sie aufzufressen scheinen. Sie haben ein Recht darauf, die Hilfe anderer Menschen in Anspruch zu nehmen und einmal abzuschalten, selbst aufzutanken und sich trotz des Leidens des Partners wohl und glücklich zu fühlen: Entspannen, in die Sauna gehen, Sport treiben, sich mal allein verabreden oder einfach nur ausruhen und ein Buch lesen. Schuldgefühle sind hier fehl am Platz. Denn nur wenn Sie selbst bei körperlichen und psychischen Kräften bleiben, können Sie Ihren Partner und die Familie so unterstützen, wie es notwendig und hilfreich ist.

Geben Sie bitte jetzt das Buch an Ihren erkrankten Partner zurück, damit er das Kapitel selbst lesen kann.

5. Dschungelpfad-Übung

Lieber Betroffener: Nachdem Sie diesen Abschnitt gelesen haben, denken Sie bitte einen Moment über die folgenden Fragen nach:

- Was stellen Sie bei sich fest, wenn Sie an den Umgang Ihres Partners mit Ihrer Erkrankung und Ihre jetzige Beziehung denken? Was fällt Ihnen dabei auf? Welche Gedanken und Gefühle kommen hoch? Was sagt Ihr Partner dazu?
- Was sollten Sie in Bezug auf diesen Umgang oder auf Ihre Partnerschaft tun, damit es Ihnen besser geht? Was möchten Sie ändern? Was sagt Ihr Partner dazu?

Nehmen Sie sich bitte wieder Ihren Block zur Hand und suchen Sie die Stelle mit dem Titel »Dschungelpfade«. Schreiben Sie all Ihre Veränderungswünsche auf und zwar unter die Überschrift »Partnerschaft – ein guter Umgang miteinander«.

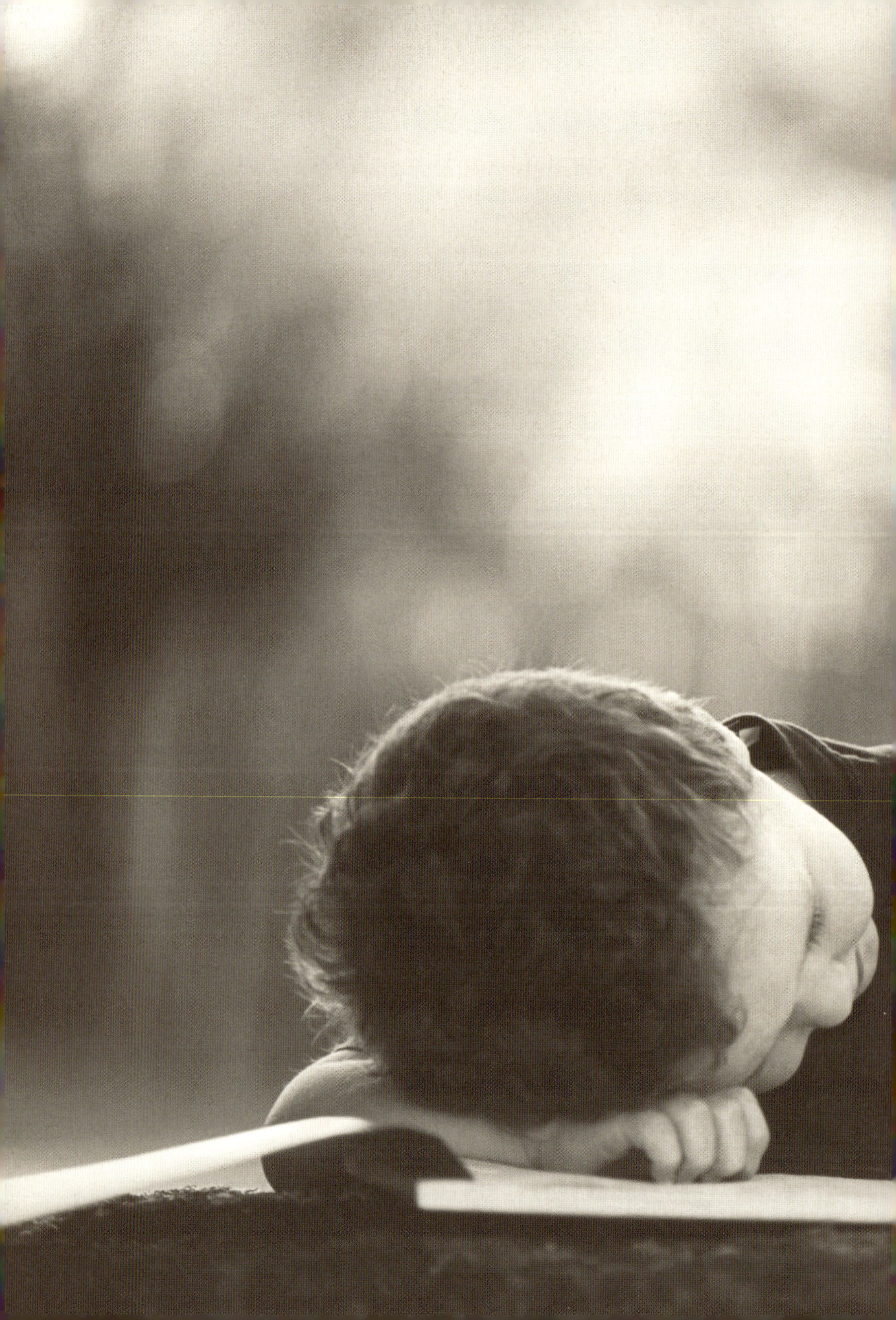

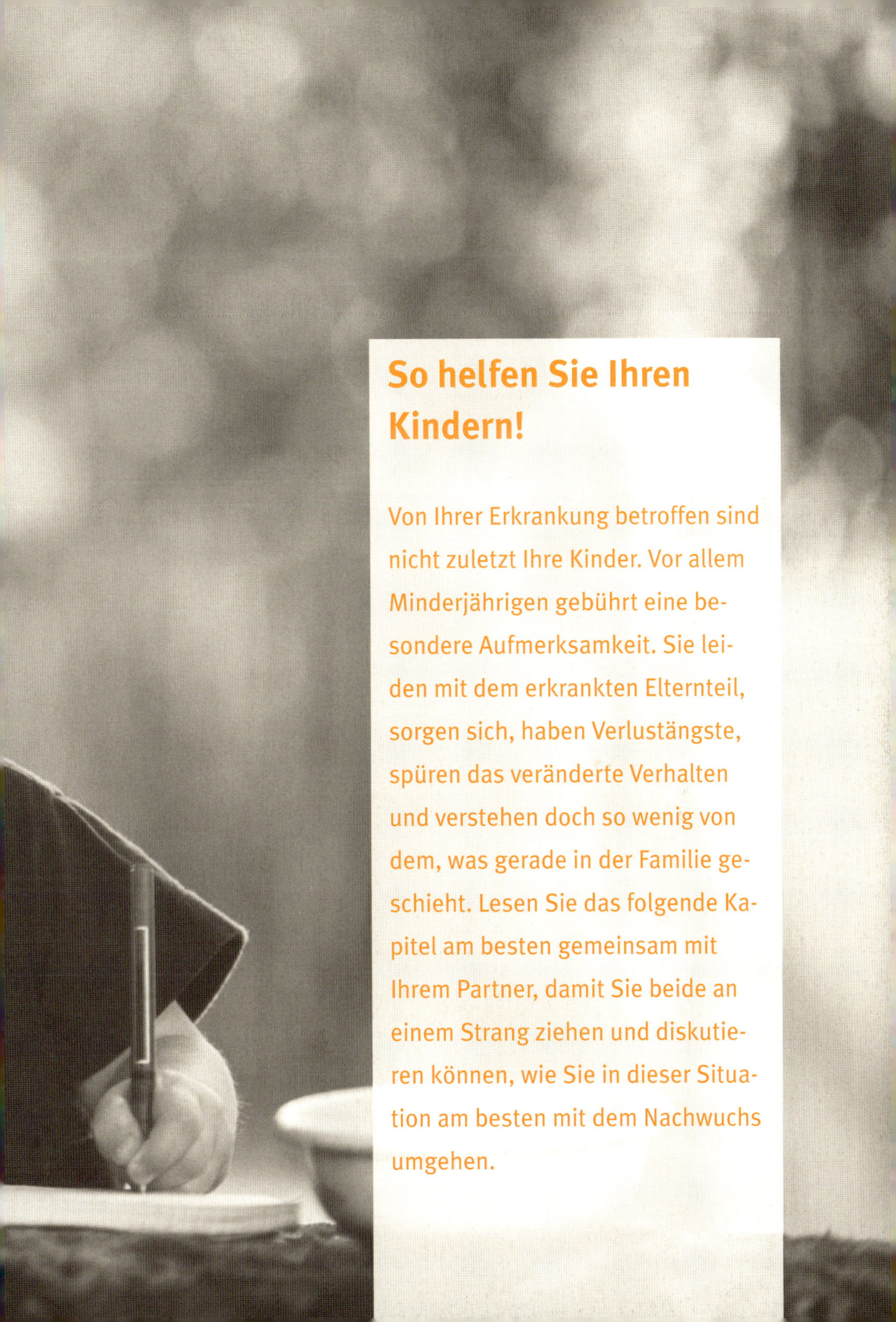

So helfen Sie Ihren Kindern!

Von Ihrer Erkrankung betroffen sind nicht zuletzt Ihre Kinder. Vor allem Minderjährigen gebührt eine besondere Aufmerksamkeit. Sie leiden mit dem erkrankten Elternteil, sorgen sich, haben Verlustängste, spüren das veränderte Verhalten und verstehen doch so wenig von dem, was gerade in der Familie geschieht. Lesen Sie das folgende Kapitel am besten gemeinsam mit Ihrem Partner, damit Sie beide an einem Strang ziehen und diskutieren können, wie Sie in dieser Situation am besten mit dem Nachwuchs umgehen.

Kinder haben feine Antennen

Eltern, die an Krebs erkranken und Kinder versorgen müssen, haben enorme Ängste, dass die Erkrankung und das eigene Verhalten dem Nachwuchs Schaden zufügen könnte. Die Ängste drücken sich in unzähligen Fragen aus: Wie soll ich dem Kind von meiner Krebserkrankung erzählen? Wie rede ich mit dem Kind, ohne es zu überfordern? Wie viel darf oder sollte ich erzählen, wenn das Kind noch klein ist? Wie kann ich es am besten bei seiner Verarbeitung unterstützen? Woran erkenne ich, ob mein Kind die Erkrankung gesund verarbeitet? Woran erkenne ich eine Belastungsreaktion und ob diese professioneller Hilfe bedarf? Wie reagiere ich auf Fragen nach dem Sterben und wie, wenn mein Kind gar nicht reden will? Darf ich meine eigene Traurigkeit zeigen? Womit entlaste ich das Kind und womit belaste ich es? Wo finde ich Hilfe und ist überhaupt schon welche erforderlich?

Diese Fragen sind schwierig zu beantworten und oftmals von starken Schuldgefühlen begleitet. Eine häufige Reaktion besteht darin, das Thema zu vermeiden. Man erzählt den Kindern einfach nicht, was los ist, und wenn sie den Raum betreten, schweigt man sich aus. Auf Dauer geht das nach hinten los. Kinder spüren mit ihren feinen Antennen, wenn etwas innerhalb der Familie passiert.

Wilde Theorien

Schweigen Sie, kann es sein, dass Ihr Kind sich selbst die Schuld an dem »Unausgesprochenen« gibt und die absurdesten Theorien im Kopf entwickelt, was passiert sein könnte oder was es verbrochen hat. Die Kleinen empfinden häufig einen Vertrauensbruch, wenn sie nicht von ihren Eltern, sondern über Dritte oder als Letzte über die schlimme Nachricht informiert werden. Mit allen Kindern, selbst mit den kleinsten, sollte und kann man über die Erkrankung sprechen und damit den Teufel aus den Köpfen der Kinder vertreiben.

Ich werde an dieser Stelle versuchen, einige Antworten auf die wichtigsten Fragen zu geben, wobei jedes Kind und jede Erkrankungssituation natürlich individuell zu betrachten ist.

Was beeinflusst die kindliche Verarbeitung?

Wissenschaftler schätzen, dass bundesweit 5–15 Prozent aller Kinder und Jugendlichen der Belastung durch eine chronische Erkrankung eines Elternteils ausgesetzt sind und – vor allem verwaiste Kinder – ein höheres Risiko aufweisen, eine kinder- und jugendpsychiatrische Störung (Depression, Somatisierungs-, Anpassungs- oder Schulleistungsstörungen, Verhaltensauffälligkeiten, delinquentes Verhalten) auszubilden. Es ist jedoch möglich, die Verarbeitung eines Kindes positiv zu beeinflussen. Hierzu ist es erstens wichtig, die Faktoren zu kennen, die diese beeinflussen, zweitens, anfängliche Belastungsreaktionen zu erkennen und drittens die Bewältigung in der Familie positiv zu gestalten.

Studien haben ergeben, dass folgende Faktoren die kindliche Bewältigung beeinflussen: die Art, Schwere und Verlauf der elterlichen Erkrankung, die intellektuellen und emotionalen Fähigkeiten des Kindes, sein Alter, tragfähige Beziehungen und externe Bezugspersonen, der kulturelle Hintergrund und Sozialstatus der Familie, die Güte der elterlichen Paarbeziehung, die Fähigkeit, Problemsituationen zu lösen und die Erfahrung mit vorhergehenden Lebenskrisen, sonstige kritische Lebensereignisse sowie kindliche Entwicklungsschritte, die mit der Erkrankungssituation zeitlich zusammenfallen.

Alarmierende Verhaltensweisen

Häufiges Weinen und Traurigsein, Fingernägel kauen, Einnässen, Einkoten, Einschlaf- und Durchschlafschwierigkeiten, Albträume, ständiges Krankwerden (Bauchschmerzen) sowie Konzentrationsprobleme und massive Angst vor Dunkelheit sind typische Belastungsreaktionen. Überdies ist es alarmierend, wenn Kinder sich sozial isolieren, nicht mehr zu Freunden gehen wollen, Hobbys aufgeben, Freundschaften abbrechen oder plötzlich aggressives und gereiztes Verhalten an den Tag legen, entweder den eigenen Freunden, den Geschwistern oder dem betroffenen Elternteil gegenüber. Besorgnis erregend sind ein plötzlicher Umschwung in zurückgezogenes, schüchternes, ängstliches Verhalten und ein schulischer Leistungsabfall. Aber auch das Gegenteil sollte zum Nachdenken anregen: Wird ein miserabler Schüler plötzlich Einserkandidat, verhält er sich überangepasst und macht dem erkrankten Elternteil auch

Zeigen sich bei den Kindern typische Belastungssituationen wie sozialer Rückzug, Schlafprobleme oder Einnässen, sollten bei Ihnen die Alarmglocken schrillen.

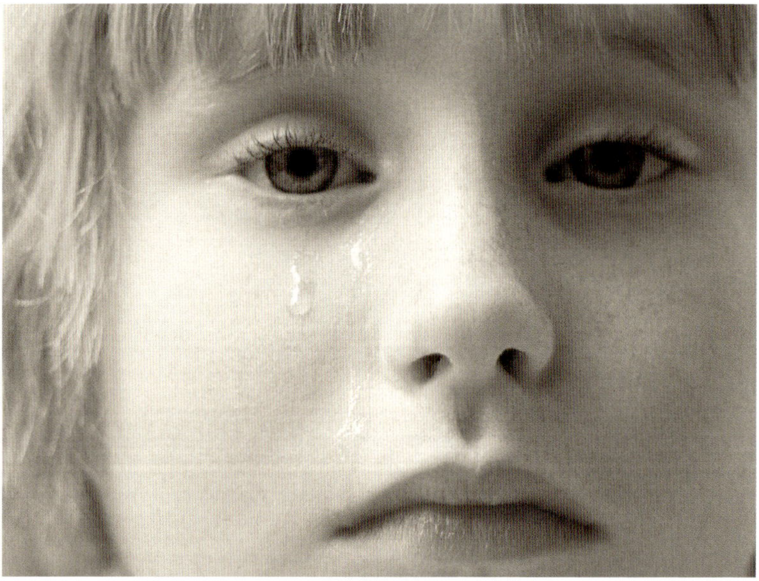

Häufiges Weinen zeigt, dass Ihr Kind mit der Situation völlig überfordert ist.

sonst keinerlei Sorgen, ist etwas nicht in Ordnung. Auch möglich ist eine unbewusste Regression, also die Rückkehr auf eine frühere Entwicklungsstufe, die das Kind bereits längst verlassen hatte: Das Kind spricht wieder in Babysprache, nuckelt am Daumen, zeigt, wie klein und liebesbedürftig es noch ist, ist plötzlich wieder unselbstständig, klammert, quengelt, fremdelt, nässt nachts wieder ein.

Trennungs- und Verlustängste

Eine häufige Reaktion, besonders bei Kindern unter vier Jahren, sind Trennungs- und Verlustängste. Diese entwickeln sich oft erst, nachdem die Mutter aus dem Krankenhaus zurückgekehrt ist. Vorher benahm das Kind sich nicht auffällig und schien mit der Situation fern der Mutter gut zurechtzukommen. Plötzlich aber fängt das Kind an zu klammern und selbst kurze Trennungen von der Mutter zu vermeiden. Das kann leichte, aber auch drastische Formen annehmen: Das Kind versucht immer im Blickkontakt mit der Mutter zu bleiben, will nicht einmal, das diese die Toilettentür hinter sich zuzieht. Das Kind schmeißt sich auf den Boden und schreit, wenn die Mutter es im Kindergarten abgeben will, weint und schreit dort die ganze Zeit oder sitzt apathisch und verstört in der Ecke.

Gibt es vielleicht andere Gründe für die Verhaltensänderung?

Beobachten Sie Ihr Kind genau. Stellen Sie fest, wie sich das Kind verändert hat, seit wann oder wie häufig es diese neuen Verhaltensweisen zeigt. Fragen Sie auch andere, die Ihr Kind ohne Sie erleben, z. B. Erzieher, Eltern anderer Kinder oder Lehrer. Wichtig ist immer auch die Frage: Gibt es vielleicht außer der Krebserkrankung plausible Gründe, dass mein Kind sich in seinem Wesen oder Verhalten verändert hat? Andere Gründe können sein: eine Trennung der Eltern und dadurch Getrenntsein von einer wichtigen Bezugsperson, der Verlust des gewohnten Umfeldes und der Freunde durch einen Umzug, ein Schulwechsel, eine Änderung von schulischen, sozialen oder eigenen Erwartungen, der Tod eines geliebten Menschen, eine Statusveränderung unter den Schulfreunden (plötzlich allein sitzen müssen, unbeliebt sein, der Dicke, die Zicke, der Streber sein), eine auffällige körperliche Veränderung durch Gewichtszunahme oder Entwicklung sekundärer Geschlechtsmerkmale oder ein drohender Verlust familiärer Stabilität durch ständige Beziehungskonflikte zwischen den Eltern. Ein möglicher Grund ist auch das bloße Reifen und Älterwerden, etwa der Eintritt in die Trotzphase oder in die Pubertät. Versuchen Sie diese Vielzahl an Gründen für die Veränderung Ihres Kindes in Betracht zu ziehen, damit Sie diese nicht vorschnell als Belastungsreaktion auf Ihre Erkrankung deuten.

Nicht jede kindliche Verhaltensauffälligkeit hängt unmittelbar mit Ihrer Erkrankung zusammen. Schließen Sie deshalb andere plausible Gründe nicht von vornherein aus.

Wie verarbeiten Kinder die elterliche Erkrankung?

Das hängt im Wesentlichen von Alter und Reifezustand des Nachwuchses ab.

Kleinkinder zwischen einem und drei Jahren

Die Bedeutung der Situation erfasst das Kind noch nicht. In der Erkrankungszeit ist ein hohes Maß an körperlicher und emotionaler Zuwendung durch die Eltern ausschlaggebend. Vielleicht sind Sie der Ansicht, dass Kleinkinder, die noch nicht sprechen können, nichts von Ihrer Erkrankung zu erfahren brauchen. Tatsächlich wissen wir jedoch heute, dass es gut ist, Kindern, die zum Erkrankungszeitpunkt eines Elternteils noch ganz klein waren und »nichts mitbekommen haben«, im Nachhinein von der Erkrankung zu erzählen, selbst dann, wenn der Erwachsene bereits lange geheilt und wieder gesund ist.

Vorschulkinder zwischen drei und sechs Jahren

Gleiches gilt für Kinder über drei Jahren. Diese erleben die Trennung von einer Bezugsperson und die Veränderungen im familiären System bereits schmerzlich und reagieren darauf. Die Belastung des erkrankten Elternteils und Trennungen durch Krankenhausaufenthalte können sich nachteilig auf die Bindung zwischen dem Elternteil und dem Kind auswirken. Wichtig ist hier, die kindliche Routine möglichst aufrecht zu erhalten sowie Fehlvorstellungen zu korrigieren, denn bereits in diesem Alter weisen die Kinder magisches Denken auf und fühlen sich häufig für die Erkrankung des Elternteils schuldig.

Kinder zwischen sechs und zwölf Jahren

Sechs- bis Zwölfjährige basteln sich gern Erklärungsversuche zurecht, wenn sie nicht richtig aufgeklärt und informiert werden.

Die Kinder dieser Altersgruppe sind besonders anfällig dafür, sich als Verursacher der Erkrankung anzusehen, denn dies ist das Alter der magischen Vorstellungen. Einerseits entwickeln diese Kinder bereits ein Konzept von Leid und Sterben, andererseits verstehen Sie noch nicht alles, was um sie herum geschieht und basteln sich, wenn sie keine adäquaten Erklärungen erhalten, erschreckende Vorstellungen zurecht, was die Krankheit verursacht hat oder wiederbringen kann. »Papa hat Krebs, weil ich ihn beim Fußball aus Versehen gegen das Schienbein getreten habe.« Oder: »Die Mama hatte Krebs im Bauch, weil sie mich geboren hat. Wenn jetzt das neue Baby kommt, kommt auch der Krebs wieder.« Es ist wichtig, solche Fehlvorstellungen mit den Sprösslingen zu besprechen. Ihr Kind sollte konkret hören, dass es nicht an Ihrer Erkrankung schuldig ist und dass sein Verhalten niemals dazu führen kann, Krebs auszulösen. Manchmal übersetzen Kinder auch Dinge, die sie lediglich hören: Mama hat zu Ihrer Freundin gesagt, dass es kein Wunder ist, dass sie Krebs bekommen hat, nach dem Stress, den sie immer hatte. Mama hat mir so oft gesagt, ich soll Ihr nicht so einen Stress machen – bin ich schuld daran, dass sie krank ist? Machen Sie sich also bewusst, welche Gedanken über die Ursachen Ihrer Erkrankung Sie vor Ihrem Kind aussprechen.

Jugendliche über 13 Jahren

In diesem Alter beginnen Kinder sich von ihren Eltern zu lösen. Sie fühlen sich oft schuldig oder schämen sich, wenn sie sich, wie es ihre Altersgenossen tun, mit den Eltern streiten, diese und ihre Ansichten doof finden. Sie glauben, »schlechte Menschen zu sein«, wenn sie, anstatt die kranke Mutter oder den Vater umsorgen zu wollen, insgeheim lieber auf Partys gehen und ein sorgloses Teenagerleben führen möchten. Halten Sie als Eltern die Verantwortungsübernahme in Grenzen und lassen Sie trotz Krebs den normalen Ablösungsprozess Ihres Teenagers zu. Besprechen Sie mit den Heranwachsenden auch die Angst vor eigener Erkrankung: »Wenn ich Brüste bekomme, kann ich dann auch Brustkrebs kriegen?« und nehmen Sie Schuldgefühle, die Mädchen entwickeln können, wenn ihre eigenen Brüste wachsen, während die Mutter die ihrigen gerade verloren hat.

Mit Jugendlichen kann man vernünftig reden. Oft suchen sich die Kinder auch bereits ihre eigenen Strategien und vertrauen sich selbst erwählten Bezugspersonen außerhalb der Kernfamilie an, mit denen sie über Ihre Sorgen reden und denen sie Fragen stellen. Dies ist in jedem Fall zu unterstützen. Studien haben gezeigt, dass Jugendliche insgesamt zwar eine bessere Bewältigung aufzeigen als kleinere Kinder, jugendliche Töchter Brustkrebs erkrankter Mütter jedoch das höchste Risiko für psychische Auffälligkeiten aufweisen. Seien Sie daher gewahr, ob sich hinter der Fassade guter Bewältigung Ihres pubertierenden Kindes nicht möglicherweise eine innere seelische Not verbirgt.

Unterstützen Sie Ihre heranwachsenden Kinder in dem Wunsch, sich auch Bezugspersonen außerhalb der Familie anzuvertrauen.

Was wissen Kinder über den Tod?

Kinder unter fünf Jahren haben noch keine Vorstellung vom Tod, sind aber neugierig darauf. Der Tod ist für sie widerruflich und Tote können noch fühlen: Der Omi, die vor zwei Wochen gestorben ist, soll eine Decke auf das Grab gelegt werden, damit sie nachts nicht friert. Äußerungen wie: »Kann Papa jetzt aufhören tot zu sein?« oder: »Wann wacht Oma auf?« sind in diesem Alter nichts Ungewöhnliches. Kleinkinder haben auch magische Vorstellungen über die Art der Reversibilität: »Wenn ich jetzt sterbe, wird Mama wieder lebendig!«

Vom Todesengel und Sensenmann

Etwa im Alter von fünf bis sechs Jahren entwickeln Kinder eine Vorstellung vom Tod – häufig in Form einer Personifizierung. Sie glauben an den Todesengel oder Sensenmann. Die Sprösslinge beschäftigen sich gedanklich mit dem Sterben und stellen plötzlich gewöhnungsbedürftige Fragen: »Wenn ich sterbe und im Sarg liege, kommen dann Würmer und kriechen mir in die Augen? Das tut dann nicht mehr weh, wenn ich gefressen werde, oder?« Sie fangen auch – für Sie vielleicht befremdlich – an, Rangreihen aufzustellen, wer als Erster sterben wird: »Der Opa ist schon tot, weil er der Älteste war. Dann stirbt als Nächstes die Omi. Und dann der Papa, weil er älter ist als du – und dann du, Mama. Wenn du stirbst, will ich aber auch nicht mehr leben, weil dann bin ich ja allein.«

Selbst die Allerkleinsten spüren, dass etwas anders ist. Sie sind in dieser Zeit auf intensive Zuwendung angewiesen.

Albträume sind nicht selten ...

In Albträumen verarbeiten die Kleinen neue Gedanken und Vorstellungen. Das hilft dem Kind, ein schier unvorstellbares, bedrohliches und trauriges Konstrukt, das die eigene Endlichkeit und den unwiderruflichen Abschied von lieben Menschen beinhaltet, in sein Weltbild zu integrieren bzw. dieses dem Konstrukt anzupassen. Kinder setzen sich mit dem Tod auseinander. Eine nicht betroffene Kollegin erzählte mir, wie ihr fast das Herz stehen blieb, als ihr achtjähriger Sohn abends im Bett beim Gute-Nacht-Geschichte-Vorlesen plötzlich zu ihr sagte: »Mama, wenn du stirbst und tot bist, dann nehme ich dich ganz fest in meine Arme, lege dich neben mich ins Bett und dann kannst du immer bei mir bleiben.« Man kann sich vorstellen, was eine solche Aussage bei einer Krebsbetroffenen ausgelöst hätte. In der Tat handelt es sich jedoch um die Aussage eines Kindes, das sich aufgrund seines Alters mit dem Tod auseinander setzt. Und das tun Kinder, deren Eltern an Krebs erkrankt sind, auch, weil es zu ihrer normalen Entwicklung gehört.

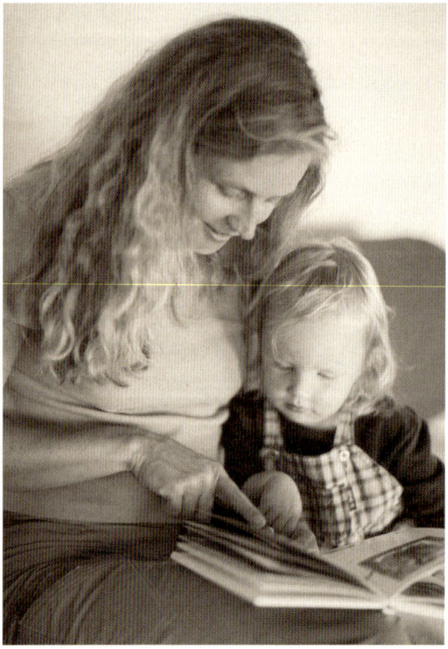

Kinder zwischen acht und zwölf Jahren verstehen den Tod häufig als moralische Strafe für etwas Schlechtes. »Was hat Papa getan, dass Mama gestorben ist?« Oder: »Hätte ich im Krankenhaus anrufen und sagen sollen, dass Mama keine Milch verträgt«? Erst Kinder ab zwölf haben eine Vorstellung von der Bedeutung des Todes, auch wenn dieses noch nicht gefestigt ist und noch viele Fragen offen sind.

So machen Sie es richtig

Kinder sind nun einmal neugierig. Oftmals sind es eher unsere eigenen Ängste, die es uns erschweren, mit Kindern über das Sterben zu reden. Beantworten Sie die Fragen, so gut es geht und fragen Sie das Kind, welche Ideen es selbst hat. Auf keinen Fall sollten Sie magische Vorstellungen vom Opi wecken, der jetzt oben auf einer Wolke sitzt, dem Kind zuschaut und alles sieht. Das führt eher dazu, dass Kinder sich beobachtet und kontrolliert fühlen. Beherzigen Sie im Umgang mit Ihrem Nachwuchs die folgenden Tipps.

Sehen Sie normale Verarbeitung als normal an

Es kann passieren, dass Ihr Kind plötzlich fremden Leuten von Ihrer Erkrankung erzählt, dass es Albträume hat, Ihre Erkrankung im Spiel mit anderen Kindern verarbeitet oder allein spielend ausagiert, mit einer Puppe über Krebs redet oder Puppen sich darüber unterhalten lässt. Gut und normal ist es auch, wenn das Kind sich einen externen Ansprechpartner aussucht: die Kindergärtnerin, Opi, die neue Nachbarin.

Von Traurigkeit und Zuwendungshunger

Es ist auch völlig normal, wenn Kinder traurig sind. Lassen Sie Ihrem Kind seine Trauer und seine Tränen. Es hat das gleiche Recht, seine Gefühle auszuleben wie Sie. Bei Kindern können schnell quälende Schuldgefühle entstehen, die zu Rückzug oder Verschlossenheit führen oder ganz massive Wut, die sich ähnlich wie bei Ihnen entlädt, in dem die engsten Vertrauten (Sie, die Geschwister oder gleichaltrige Freunde) angeschrieen oder geschlagen werden. Im ungünstigsten Fall richtet sie das Kind gegen sich selbst, z. B. in dem es sich straft.

Kinder müssen ihre Gefühle genauso ausleben und verarbeiten wie Erwachsene.

Möglicherweise drückt das Kind seine Verzweiflung drastisch aus: »Ich möchte am liebsten sterben.«. Oder es versucht, seine Verlustängste in Worte zu fassen: »Ich will nicht, dass du stirbst, Mama.« Vielleicht will es sich ein großes Stück vom Liebeskuchen sichern: »Du sollst die Mama nicht umarmen, nur ich darf das!« Oder es hat überhaupt großen Zuwendungshunger: »Papa, kommst du gleich zum Kuscheln in mein Bett?«

Emotionale Ausbrüche

Es ist aber auch ein gegenteiliges Verhalten möglich: Das Kind wehrt Sie plötzlich ab und sagt verletzende Dinge: »Ich hasse dich, du sollst am liebsten tot sein, du bist nicht mehr meine Mutter.« Diese Abwehrreaktion ist erst einmal sehr erschreckend, sagt jedoch emotional das Gegenteil aus, nämlich: »Ich brauche dich und deine Nähe. Ich habe Angst, dich zu verlieren, habe Angst, dass du stirbst und ich dann allein bin. Und ich bin wütend, weil ich diese Angst spüren muss; wenn du jetzt gleich nicht mehr da wärst, dann müsste ich mich nicht so davor fürchten.« Emotionale Ausbrüche in dieser schwierigen Situation sind normal und auch günstiger als sehr zurückgezogene Reaktionen, weil sie den inneren Druck sichtbar machen und nach außen abführen. Wenn ein Kind nicht mehr ausagiert, sich gänzlich zurückzieht, unsichtbar wird, keinerlei Bedürfnisse anmeldet, sollten Sie eher hellhörig werden. Beide Reaktionsweisen – vehementes Fordern und Rückzug – verdienen Ihre besondere Aufmerksamkeit.

Vehementes Fordern oder Rückzug: Beide kindlichen Verhaltensweisen erfordern Ihre volle Aufmerksamkeit.

Das A und O: Reden Sie mit Ihrem Kind

Besprechen Sie mit Ihrem Lebenspartner, was Sie Ihrem Kind sagen möchten. Suchen Sie einen geeigneten Zeitpunkt aus, an dem Sie und das Kind ausgeruht sind. Erklären Sie ihm in einfachen kindgerechten Worten Ihre Erkrankung. Haben Sie keine Vorstellung, welche Worte die passenden sind, nehmen Sie sich Bücher zur Hilfe (siehe Anhang Seite 160 ff.).

Erzählen Sie nicht zu viel auf einmal, Kinder sind damit schnell überfordert. Sprechen Sie lieber mehrere Male mit Ihrem Nachwuchs. Fragen Sie hinterher, was es verstanden hat und wie es einem Freund jetzt erklären würde, was die Mama oder der Papa eigentlich hat. Informieren Sie Ihr Kind auch über anstehende Behandlungen und erklären Sie ihm die Nebeneffekte dieser Therapien, damit es verstehen kann, warum es Ihnen in der nächsten Zeit nicht immer gut gehen wird und Sie sich schlapp fühlen werden.

Kindliche Fragen

Im Laufe Ihrer Erkrankung kommen beim Kind vielleicht weitere Fragen auf: Ist Krebs ansteckend? Gibt es Herzkrebs? Bin ich schuld am Krebs? Warum verliert Mama ihre Haare? Wo ist die Brust hingekommen? Beantworten Sie dem Kind auch schwierige Fragen ehrlich: Wirst Du wieder ganz gesund? Eine Antwort könnte lauten: »Ich hoffe, ja.« Aber setzen Sie sich nicht unter Druck. Auf Fragen, die Sie nicht beantworten können – Musst du jetzt sterben? – können Sie ruhig antworten mit: »Ich weiß es nicht« oder mit »Das würde ich auch gern wissen.«

Nehmen Sie die Fragen Ihres Kindes ernst und versuchen Sie, ehrlich zu antworten. Auch, wenn Sie keine Lösung parat haben.

Manchmal drückt eine kindliche Frage lediglich aus, dass das Kind sich gerade Gedanken über etwas macht. Es ist also gut, auf eine Frage wie »Wo kommt man hin, wenn man tot ist«? zu erwidern: »Wieso fragst du das?« oder »Was meinst du denn?« oder einfach nur zu sagen »das beschäftigt dich« und abzuwarten, ob noch etwas hinterher kommt. Offene Gegenfragen können das Kind ermutigen, eigene Ängste und Gedanken auszudrücken.

Geben Sie die Erlaubnis zum Gespräch

Erklären Sie dem Kind auch, warum sie manchmal weinen, schnell aufbrausen oder schimpfen. Das ist authentischer, als wenn Sie dem Kind, das genau sieht und spürt, wenn Sie traurig, wütend oder ängstlich sind, verbal eine genau gegenteilige Botschaft vermitteln: »Es ist alles in Ordnung, es geht Mama gut.« Geben Sie Ihrem Kind die Erlaubnis, über das Thema zu reden. Sagen Sie ihm, dass es natürlich traurig macht, über ein trauriges Thema zu sprechen. Und dass es nicht an ihm liegt, wenn Mama oder Papa traurig werden, sondern an dem Thema. Dass es aber wichtig ist, alle Fragen zu stellen, die es mit sich herumträgt. Kinder müssen immer wieder die Erlaubnis erhalten, über das Thema zu sprechen. Diese Erlaubnis erhält es allein dadurch, dass Erwachsene sich nicht darüber ausschweigen, sobald das Kind den Raum betritt, sondern weiter reden und miteinander vor dem Kind Gefühle und Gedanken austauschen. Dadurch erhält es die Botschaft: Wir können darüber reden, auch wenn es uns traurig macht.

Stellen Sie klar, dass nicht Ihr Kind Anlass für Ihre Traurigkeit ist!

Gesund: Weinen, schreien, laufen

Kinder, die Sport treiben und tagsüber viel in Bewegung sind, sind insgesamt ausgeglichener und ruhiger. Gerade in angstbelasteten Zeiten entstehen Energien in Ihrem Kind, die es in Bewegung, Spiel und Sport abreagieren muss. Durch Weinen, Schreien und Laufen kann Ihr Kind – ebenso wie Sie – Angst und Hilflosigkeit, Wut und Traurigkeit abreagieren. Weinen hat hierbei einen besonderen Stellenwert. Umgekehrt darf es auch Ihre Tränen sehen. Es ist für viele Kinder ganz wichtig, die Eltern auch einmal schwach und traurig zu erleben. Kinder, die ihre Eltern, gerade in dieser schwierigen Zeit, immer nur stark erleben, erhalten die Botschaft: »Papa weint nicht, dann darf ich auch nicht weinen.« Oder noch schlimmer: »Keiner weint, also ist es falsch, mich traurig zu fühlen und ich darf es nicht zeigen.« Oder: »Keiner spricht über seine Traurigkeit, also darf ich auch nicht über meine sprechen.« Sagen Sie ruhig einmal: »Ich habe auch Angst, wieder krank zu werden.« Damit dokumentieren Sie Ihrem Kind, dass es in dieser Situation ganz normal ist, Ängste zu haben.

Unternehmen Sie gemeinsam etwas gegen die Angst

Gut ist es, wenn Sie dann etwas wissen, das die Ängste weniger werden lässt: »Wenn ich ganz doll Angst hab, laufe ich immer dreimal ganz schnell um das Haus, dann lässt sie nach. Wollen wir das mal tun? Oder hast du noch eine andere Idee?« Es gibt Kinder, die ihre Ängste und Sorgen wunderbar im Malen von Bildern oder Gestalten mit Werkmaterialien ausdrücken und verarbeiten. Das ist in jedem Fall zu fördern und kann ein guter Einstieg in Gespräche über Gefühle sein.

Ganz wichtig: Viele, viele Streicheleinheiten

Es ist in jeder kindlichen Entwicklungsphase wichtig, mit Kindern zu schmusen und zu kuscheln. Das gibt Ihrem Sprössling die Sicherheit, Wärme, Nähe und Liebe, die er braucht und festigt Ihre Bindung. Möglicherweise hat Ihr Kind während und nach Ihrer Erkrankung ein erhöhtes Bedürfnis, Ihnen körperlich nah zu sein, um sich trotz seiner Ängste sicher und geborgen fühlen zu können. Oftmals äußert sich das in der bereits angesprochenen Regression in ein Kleinkindverhalten, bei größeren Kindern häufig auch verbal. Beidem sollten Sie unbedingt nachkommen. Sagen und zeigen Sie dem Kind, dass Sie es lieben! Es ist gut, ihm während der Gespräche über den Krebs körperlich nah zu sein, es in den Arm zu nehmen oder nah daneben zu sitzen.

Unternehmen Sie etwas mit Ihrem Nachwuchs

Mit dem Kind spielen, gemeinsam lachen, Zeit allein mit ihm verbringen, schmusen, reden, Entspannungsgeschichten vorlesen (siehe Anhang Seite 160), toben, albern sein, faulenzen, etwas Schönes zusammen unternehmen, spezielle Spielzeiten einrichten. Versuchen Sie, die Zeit und die Energie, die Sie haben, auch wenn weniger vorhanden ist als früher, in intensive Kontakte und gemeinsame Erlebnisse zu investieren. Das wird Ihrem Kind und auch Ihnen gut tun. Es geht hierbei nicht darum, etwas wieder gut zu machen, in dem Sie das Kind maßlos verwöhnen, sondern darum, einen gesunden Ausgleich und Schutzraum zu schaffen, dem Kind durch Ihr Verhalten die Erlaubnis zu geben, lachen zu dürfen und bewusst die Aufmerksamkeit auf Lebensfreude zu lenken. Sind Sie aufgrund Ihrer Erkrankung zu schwach, überfordert, nicht belastbar, bettlägerig oder abwesend, weil Sie im Krankenhaus liegen, sollte das Kind andere Bezugspersonen haben, welche die oben genannten Bedürfnisse stillen können: den anderen Elternteil, Großeltern, Nachbarn oder Freunde.

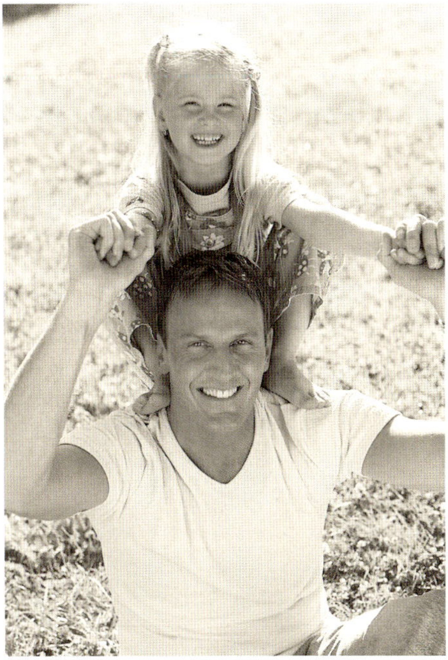

Zeit zum Durchatmen: Wenn es Ihre Kraft zulässt, unternehmen Sie etwas mit Ihrem Sprössling. Das tut gleich beiden gut.

Lassen Sie das Kind teilhaben

Es kann sich auf die Verarbeitung positiv auswirken, wenn Sie das Kind in medizinische Abläufe integrieren. Nehmen Sie es mit zum Arzt, lassen Sie sich von ihm zur Chemotherapie oder Bestrahlung begleiten und zeigen Sie ihm, was bei Ihrer Nachsorgeuntersuchung passiert. Kinder haben am meisten Angst, wenn Sie nicht wissen oder verstehen, was passiert. Sie zeigen Ihrem Kind abends, wenn es Angst hat, auch, das sich kein Monster im Schrank versteckt hält, in dem Sie die Schranktür aufmachen. Machen Sie das Gleiche mit Ihrer Erkrankungssituation: Öffnen Sie den Schrank für das Kind, damit es sieht und besser verstehen kann, was geschieht. Wichtig ist es, dem Kind vorher zu erzählen, was es erleben und sehen wird. Im Einzelfall kann der Besuch des Krankenhauses oder das Miterleben einer Behandlung aber belastend sein, wenn das Kind bereits Ängste aufgebaut hat. Überprüfen Sie also diese Möglichkeit bezüglich Ihres Kindes individuell.

Lassen Sie kindliche Fürsorge zu

Helfendes Verhalten dem erkrankten Elternteil gegenüber kann für die Verarbeitung des Kindes von Bedeutung sein, denn es fühlt sich hilflos und kann durch Fürsorge die Sorge um Sie in die Tat umzusetzen: Tee ans Bett bringen, streicheln, in den Arm nehmen, ein Bild für Sie malen, trösten, die Haare bürsten, Schmerzen wegpusten. Durch diese Aktivitäten fühlt sich das Kind weniger hilf- und machtlos, besonders wenn es merkt, dass es Ihnen damit Gutes tut.

Fallstrick: Parentifiziertes Verhalten

Zum Fallstrick wird diese Art der kindlichen Verarbeitung, wenn das Kind Aufgaben und Verantwortung übernimmt, für die es noch viel zu jung ist. Man spricht dann von einem parentifizierten Verhalten. Das kommt aus dem Englischen (parent = Elternteil) und bedeutet, dass sich die Rollen zwischen Ihnen umkehren und Sie plötzlich wie das Kind behandelt werden (oder reagieren). Sie merken es, wenn Ihr Kind Sie nicht nur fürsorglich umsorgt, sondern anfängt, Sie regelrecht zu bemuttern. Es achtet minuziös darauf, dass Sie sich nicht überanstrengen, nichts Ungesundes essen oder tun.

Kinder dürfen sich um Sie sorgen, sollten aber nie die Verantwortungsträger für Ihre Gesundung sein und sich auch nicht als solche empfinden. Es ist sehr ungünstig, wenn das Kind sich selbst als Wächter Ihrer Gesundheit wahrnimmt. Wenn Sie sich schlecht fühlen oder wiedererkranken sollten, wird das Kind das als eigenes Versagen wahrnehmen.

Lassen Sie Ihr Kind seine eigene Verarbeitung leben

Immer wieder höre ich von Betroffenen Sätze wie: »Mein Sohn verkriecht sich immerzu und will einfach nicht mit mir über seine Gefühle reden.« Wenn ich dann frage, ob es dem Sohn denn gut gehe, kommt häufig die Antwort: »Eigentlich schon. Aber ich sage ihm immer, du musst dich mehr mitteilen. Das ist doch nicht gut, auf die Dauer.«

Es kann sein, dass Ihr Kind völlig andere Reaktionen auf Ihre Erkrankung und andere Verarbeitungsstrategien zeigt als die, die Sie selbst erwarten würden, und trotzdem können diese ganz gesund und angemessen sein. Lassen Sie dem Kind genauso seine eigene Art, wie Sie sich wünschen, Ihre eigene Verarbeitung leben zu dürfen. Wenn es sich verschließt wie eine Auster und nicht über Krebs reden will, dann zwingen Sie es nicht dazu. Stellen Sie keine bohrenden Fragen und bieten Sie nicht zum 200. Mal an, über das Thema Krebs zu reden.

Zwingen Sie Ihr Kind nicht zu Verarbeitungsstrategien, die Ihnen vertraut sind. Es entwickelt seine eigene Verarbeitungsmethode mit Ihrer Krankheit.

Kinder haben oft eine ganz andere Umgangsweise mit belastenden Themen als wir. Wenn das Thema in den Vordergrund rückt, will Ihr Kind seine Fragen sofort beantwortet wissen und zeigt vielleicht manchmal drastische oder erschreckende Reaktionen. Das muss jedoch nicht bedeuten, dass es die ganze Zeit die Belastung spürt und permanent darunter leidet. Es kann sein, dass das Kind, nachdem es seine Fragen gestellt, Antworten erhalten hat und sich abreagieren konnte, mit einem Achselzucken zur Tagesordnung übergeht.

Sie selbst haben dann vielleicht gerade erst Ihre eigenen Emotionen zugelassen und Ihre innere Übermutter ausgefahren, die alarmiert Ihr Kind vor allen schrecklichen Gefühlen dieser Welt schützen will. Das Kind hat sich aber vielleicht bereits längst der Frage zugewandt, ob es vor dem Abendessen noch ein Eis erbetteln kann.

Ihr Kind ist anders als Sie

Nehmen Sie nie an, zu wissen, was die schlimmsten Ängste Ihres Kindes sind. Eine allein erziehende Patientin bat mich einmal, ihre zwei Töchter im Alter von acht und zehn Jahren über Ihre Krebserkrankung aufzuklären. Ihr selbst fiel es schwer. Als die Mädchen bei mir saßen und ich sie als Erstes fragte, ob Sie wüssten, warum sie heute zu mir gekommen wären und wir dieses Gespräch führten, riss die Ältere angsterfüllt die Augen auf, schaute die Kleinere an, die zu weinen anfing und sagte verzweifelt: »Du willst uns sagen, dass Mama einen neuen Mann hat und wieder heiratet.« Das war die größte Sorge der Kinder.

Genauso wenig wie Sie das, was Ihr Kind fühlt und denkt, in welchem Ausmaß es Ängste spürt und wovor genau, mit Ihren eigenen Ängsten und Gefühlen gleichsetzen können, sollten Sie ihm Ihre Verarbeitungsstrategien aufdrängen.

Kinder haben eigene Regeln

Nur weil Sie selbst Ihre Ängste am schnellsten loswerden, wenn Sie viel kuscheln oder reden, gilt diese Regel noch lange nicht für Ihr Kind. Setzen Sie also nicht voraus, dass die Art, wie es reagiert, schlecht ist, weil »es doch ganz anders reagieren müsste«, sondern beobachten Sie, ob es Ihrem Kind mit seinem selbst gewählten Verhalten gut geht und akzeptieren Sie, dass Ihr Kind anders ist als Sie (besonders, wenn es vom anderen Geschlecht ist).

Verhaltensweisen, die Sie besser vermeiden

Das Kind anlügen, ihm falsche Hoffnungen machen oder Versprechen geben, die Sie nicht halten können, so tun, als wäre nichts Schlimmes oder Trauriges an der Situation, dem Kind seine Gefühle nicht zubilligen oder diese nicht ernst nehmen, in ihm Schuldgefühle wecken: »Wie kann Mama denn gesund werden, wenn du immer so unartig bist?« Und bitte auch nicht: »Wenn du schön artig bist, wird Papa auch wieder gesund!« Aufforderungen zur körperlichen Zuwendung sollten Sie nie ablehnen, schon gar nicht mit einer Begründung wie: »Du bist doch schon ein so großes Mädchen, da wird nicht mehr geschmust.«

Zwänge jeder Art sind fehl am Platz

Falsch ist auch folgendes Verhalten: Fragen nicht beantworten, ablehnend oder bestrafend darauf reagieren: »Sei nicht so neugierig, das ist kein Thema für Kinder!« – »Mama wird traurig, wenn wir über das Thema reden, das lassen wir jetzt besser!« Zwingen Sie das Kind nicht zum Lügen und vermitteln Sie ihm nicht, dass das Thema etwas Schmutziges, Verschwiegenes an sich hat: »Du darfst keinem Menschen von Mamas Krankheit erzählen, hörst du, davon darf keiner wissen außer uns!« Zwingen Sie Ihr Kind auch nicht in eine bestimmte Form der Verarbeitung: »Du musst doch jetzt endlich mal reden und deine Gefühle herauslassen!«

Falls das Kind kein (gesteigertes) Bedürfnis nach Nähe zeigt, sollten Sie es natürlich Ihrerseits nicht mit körperlicher Zuwendung erdrücken! Vermeiden Sie, Ihre eigenen Ängste auf ein angstfreies Kind zu übertragen. Nicht selten tragen Betroffene den Wunsch an mich heran, ich möge mit ihrem Kind über die Erkrankung sprechen, weil es Ängste hat und nicht damit zurechtkommt. Bei näherer Betrachtung ist es häufig der Betroffene selbst oder der Lebenspartner, der Unterstützung benötigt. Wenn Ihnen dieser kleine Umweg hilft, sich mit Unterstützung zu versorgen, ist das gut. Wenn es sich stigmatisierend auf ein gesundes Kind auswirkt, welches von Therapeut zu Therapeut gebracht wird, ist das schlecht.

Übertragen Sie Ihre eigenen Ängste nicht auf Ihr Kind.

Ändern Sie Ihren Alltag nicht

Unterlassen Sie es auch, wegen starker Verlust- und Trennungsängste Ihres Kindes den eigenen Alltag zu ändern und Ihr Verhalten auf die Ängste des Kindes abzustimmen. Es wäre grundsätzlich falsch, nicht mehr zum Sport oder nicht ohne Kind zum Einkaufen zu gehen, und Ihre Toilettentür dürfen Sie auch schließen. Die angesprochenen Trennungsängste vergehen von selbst nach einem halben Jahr bis zwei Jahren, wenn das Kind die Erfahrung macht, dass das, wovor es Angst hat – dass Mama plötzlich um die nächste Ecke verschwindet und nie wieder kommt –, nicht eintritt. Macht das Kind immer wieder die Erfahrung, dass das eintritt, was versprochen wurde, wird es begreifen, dass seine Angst sinnlos ist. Sie können diesen Prozess unterstützen, indem Sie Ihren Alltag nicht verändern, denn das Kind kann diese Lernerfahrung nur machen, wenn Sie wirklich zum Einkaufen fahren und zum Sport gehen. Hilfreich ist es, dem Kind zu sagen, dass Sie, falls Sie noch einmal ins Krankenhaus müssen, ihm vorher Bescheid sagen und auf gar keinen Fall einfach verschwinden werden.

Begreift ein Kind erst einmal, dass wirklich eintritt, was versprochen wurde, werden seine übersteigerten Verlustängste nachlassen.

Vorsicht bei übermäßiger Toleranz

Falsch ist, wenn Ihr Sprössling durch Ihre Erkrankung permanent Vorteile genießt, keine Grenzen mehr einhalten muss, maßlose Aufmerksamkeit oder Geschenke erhält. Oft ist eine übermäßige Toleranz gegenüber kindlichem Grenz- oder Fehlverhalten Ausdruck von Schuldgefühlen der erkrankten Eltern: »Sie musste doch schon auf so viel verzichten, als ich im Krankenhaus war und hat so eine harte Zeit hinter sich, da will ich mal nicht so streng sein.« So ein Verhalten ist nicht gut, denn dadurch wird Ihr Kind zum Tyrannen oder läuft Gefahr, ein quengelig forderndes Prinzessinnen-Verhalten zu entwickeln.

Diese übermäßige Toleranz ist natürlich häufig einem krankheitsbedingten Mangel an Energie anzulasten: »In der Chemotherapie hatte ich einfach nicht die Kraft, ständig in Machtkämpfe zu gehen und zum 100. Mal nein zu sagen.« Die meisten Mütter versuchen, trotz der Grenzen Ihres Körpers perfekte Mütter zu sein. Das ist verständlich, aber nicht immer erstrebenswert oder realistisch. Wenn man sich schwach fühlt, muss man Abstriche machen. Auch bezüglich des Perfektionismus im Umgang mit dem Kind. Und oftmals bedeutet das – entgegen Ihrer Ängste – nicht einmal, dass es deshalb schlechter betreut, Defizite entwickeln oder darunter leiden wird.

Legen Sie trotz Krankheit ein konsequentes Verhalten an den Tag. Setzen Sie Grenzen und sagen Sie nein, wo es angebracht ist.

Sorgen Sie als Eltern für Ihre eigene Stabilität

Wichtigste Voraussetzung dafür, dass Sie Ihre Kinder versorgen können und es ihnen gut geht, ist, dass Sie und Ihr Partner eine starke Beziehung haben. Sie sind von Ihrer Krebserkrankung geschwächt, Ihr Partner nimmt Ihnen in dieser schwierigen Zeit einen großen Teil der Alltagsaufgaben ab. Idealerweise finden Sie in seiner stützenden Umarmung Halt und Kraft, um die Kinder zu begleiten und zu versorgen. Doch Vorsicht! Machen Sie nicht den Fehler, das Wohl des Kindes an die erste Stelle zu setzen, den Partner und auch sich selbst als Person immer hinten anzustellen! Dann werden Sie nicht in der Lage sein, die Bedürfnisse des Kindes auf eine gesund Art zu erfüllen. Sorgen Sie dafür, dass Sie – ohne Kind – auch einmal Zeit und Energie in sich selbst und in Ihre Partnerschaft investieren. Es kommt Ihrem Kind zu Gute, wenn Sie beide als individuelle Menschen und als Paar miteinander glücklich sind.

Scheidungskinder

Das gilt übrigens ebenso für geschiedene Eltern. Auch diese können, wenn sie weiterhin Kontakt und eine gesunde Beziehung pflegen, Ihren Kindern die nötige Stabilität bieten, damit diese sich gut entwickeln. Besonders in der Zeit einer Krebserkrankung eines Elternteils ist das wichtig und beide Eltern sollten sich darum bemühen.

Hier finden Sie Hilfe

Wenn Sie den Eindruck haben, dass Ihr Kind mit der Erkrankung nicht zurecht kommt und Sie professionelle Beratung wünschen, haben Sie verschiedene Möglichkeiten: Geht es um eine Diagnostik, sollten Sie sich an spezielle Beratungsstellen für »Kinder chronisch kranker Eltern« wenden oder, falls diese nicht in Ihrer Nähe existieren, an Ihren Kinderarzt, an eine Krebsberatungsstelle, eine Familien- oder Erziehungsberatungsstelle, ein Sozialpädiatrisches Zentrum oder einen Kinder- und Jugendlichen-Psychotherapeuten. Auch wenn keine Anzeichen von seelischer Belastung vorliegen, Sie jedoch unsicher sind, wie Sie die Bewältigung des Kindes bestmöglich unterstützen können, empfiehlt es sich, eine Beratung aufzusuchen. In diesem Fall ist es empfehlenswert, dass Sie mit Ihrem Partner erst einmal allein zu einer Beratungsstelle gehen. Dort werden Sie Anregungen erhalten, wie Sie individuell mit Ihrem Kind in der jetzigen Situation reden und umgehen können und wie sie mögliche Belastungsreaktionen erkennen können.

6. Dschungelpfad-Übung

Am Ende dieses Kapitels gehen Sie – wenn Sie mögen – in Gedanken noch einmal folgenden Fragen zum Thema »Kinder« durch:

- Was stellen Sie fest, wenn Sie an den Umgang Ihres Kindes mit Krebs und Ihren Umgang mit dem Kind denken? Was fällt Ihnen dabei auf?
- Welche Gedanken und Gefühle kommen hoch?
- Was möchten Sie ändern?

Nehmen Sie bitte Heft oder Block zur Hand und suchen Sie die Stelle mit dem Titel »Dschungelpfade«: Schreiben Sie all Ihre Veränderungswünsche auf und zwar unter die Überschrift »Umgang des Kindes/mit dem Kind bezüglich meiner Erkrankung«.

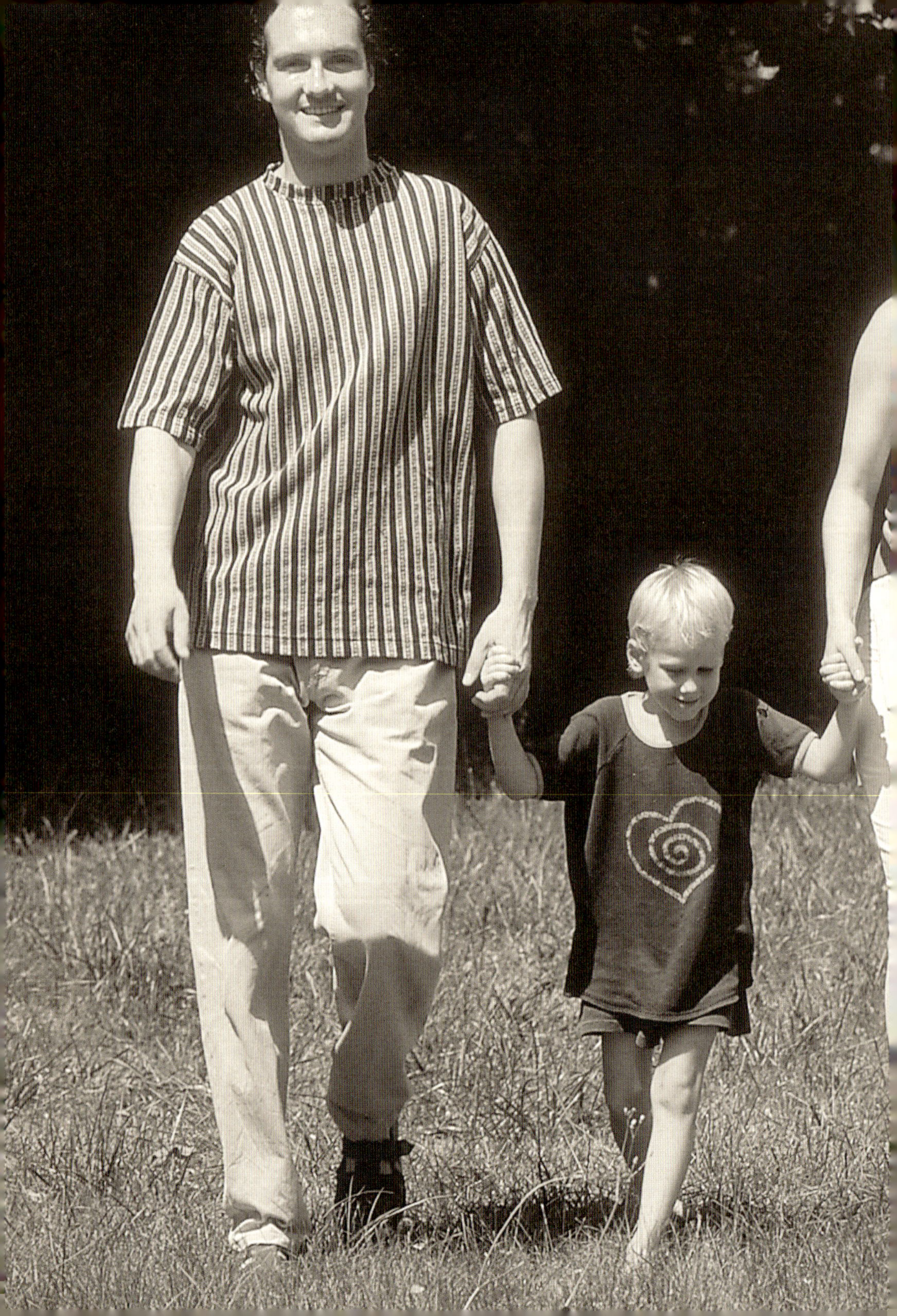

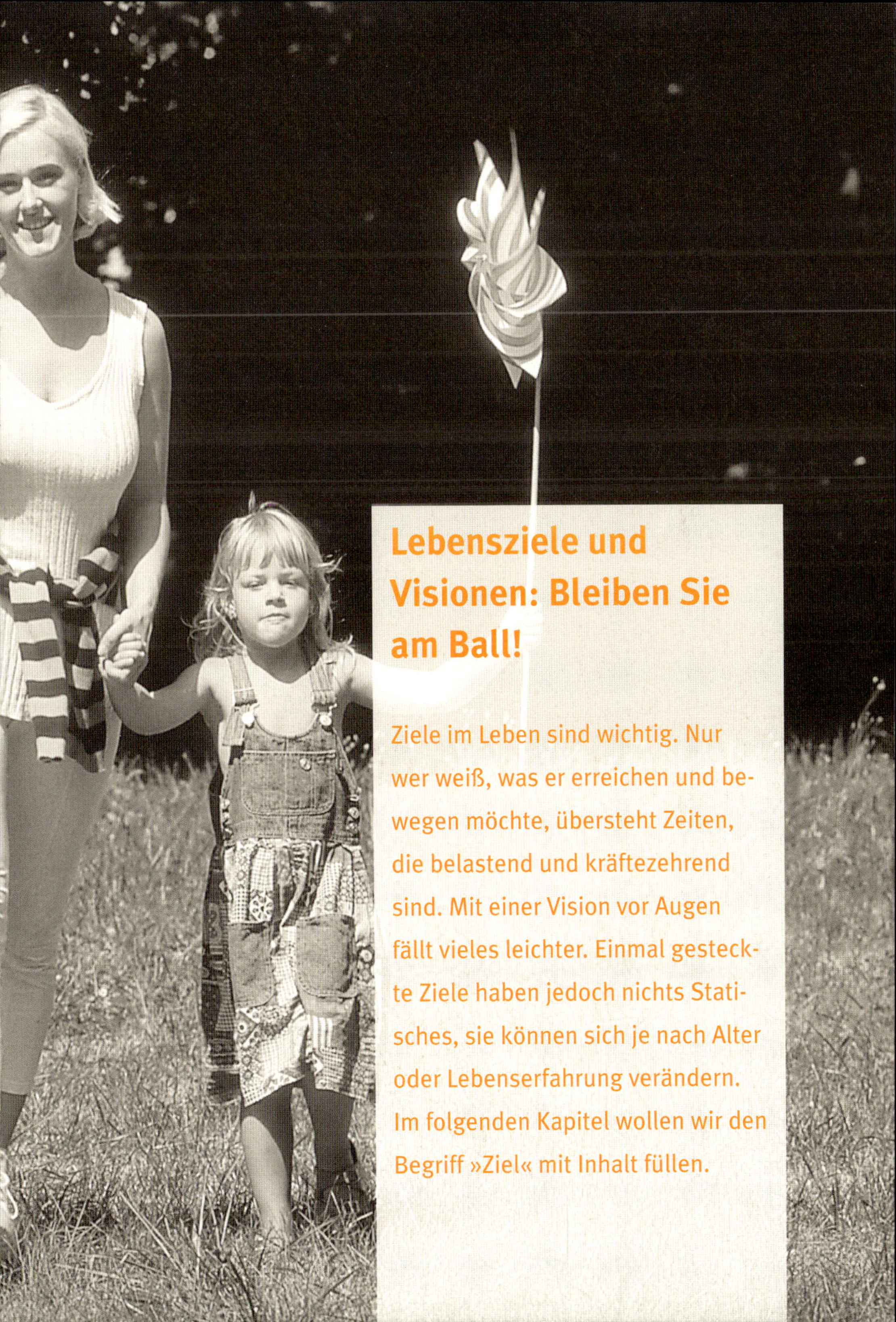

Lebensziele und Visionen: Bleiben Sie am Ball!

Ziele im Leben sind wichtig. Nur wer weiß, was er erreichen und bewegen möchte, übersteht Zeiten, die belastend und kräftezehrend sind. Mit einer Vision vor Augen fällt vieles leichter. Einmal gesteckte Ziele haben jedoch nichts Statisches, sie können sich je nach Alter oder Lebenserfahrung verändern. Im folgenden Kapitel wollen wir den Begriff »Ziel« mit Inhalt füllen.

Wozu sind Ziele überhaupt wichtig?

Lesen Sie zur gedanklichen Vorbereitung bitte die Geschichte vom Zimmermann.

Die Geschichte vom Zimmermann

Meine Großmutter berichtete mir einmal die vielhundertjährige Geschichte des Zimmermanns, den eines Abends auf seinem Heimweg ein Freund anhielt und fragte: »Mein Bruder, warum bist du so traurig?«
»Wärst du in meiner Lage, du empfändest wie ich«, sagte der Zimmermann.
»Erkläre dich«, sprach der Freund.
»Bis morgen früh«, sagte der Zimmermann, »muss ich 11 511 Pfund Sägemehl aus Hartholz für den König bereit haben oder ich werde enthauptet.«
Der Freund des Zimmermanns lächelte und legte ihm den Arm um die Schultern. »Mein Freund«, sagte er, »sei leichten Herzens! Lass uns essen und trinken und den morgigen Tag vergessen. Der allmächtige Gott wird, während wir ihm Anbetung zollen, statt unserer des Kommenden eingedenk sein.«
Sie gingen also zum Hause des Zimmermanns, wo sie Weib und Kind in Tränen fanden.
Den Tränen ward Einhalt getan durch Essen, Trinken, Reden, Singen, Tanzen und all sonstige Art und Weise von Gottvertrauen und Güte. Inmitten des Gelächters fing des Zimmermanns Weib zu weinen an und sagte: »So sollst du denn, mein lieber Mann, in der Morgenfrühe enthauptet werden, und wir alle vergnügen uns indessen und freuen uns an der Güte des Lebens. So steht es also.«
»Denke an Gott!« sprach der Zimmermann und der Gottesdienst ging weiter. Die ganze Nacht hindurch feierten sie.
Als Licht das Dunkel durchdrang und der Tag anbrach, wurde ein jeglicher schweigsam und von Angst und Kummer befallen. Die Diener des Königs kamen und klopften sacht an des Zimmermanns Haustür. Der Zimmermann sprach:
»Jetzt werde ich sterben« und öffnete.
»Zimmermann«, sagten die Diener des Königs, »der König ist tot. Mach' ihm bitte einen Sarg.«

William Saroyan

Vielleicht ziehen Sie aus der Geschichte die Folgerung, dass Lebensplanung und Zielsetzungen gänzlich überflüssige Angelegenheiten sind. Wenn das Leben nicht planbar ist, warum sollte man sich dann überhaupt Gedanken machen? Was morgen ist, lässt sich doch nicht beeinflussen. Diese Gedanken sind sicherlich nicht falsch, aber so einfach ist es wiederum auch nicht.

Eine Zielsetzung im Leben ist natürlich wichtig. Ziele geben unserem Leben eine Struktur. Ein klares Ziel vor Augen gibt uns bestimmte Pfade vor, die wir gehen können. Der Wunsch, etwas zu erreichen, kann Sie motivieren, Ihre Therapie zu machen und Durststrecken durchzustehen. Ziele energetisieren uns also positiv in eine bestimmte Richtung und geben unserem Weg einen Sinn. Das bedeutet jedoch nicht, dass Sie eine rigide Planung vornehmen sollen. Im Gegenteil: Bleiben Sie bei Ihrer Lebensplanung flexibel.

Lebensziele ändern sich

Ziele resultieren aus Wünschen und Bedürfnissen. Da diese sich ständig wandeln, steht auch mal das eine und mal das andere Ziel im Vordergrund. Ihre Lebensziele können sich auch mit Zeit und zunehmender Lernerfahrung ändern. Lebensplanung ist nichts Statisches, sondern ein Prozess, der fortwährend neu überdacht werden sollte.

Die Phase der Zielsetzung: Was möchten Sie verändern?

Der Begriff Ziele muss ein Stück weit aufgeschlüsselt werden, damit er nicht theoretisch bleibt, sondern mit Inhalt gefüllt wird und wir der Sache näher kommen: Was könnten Inhalte Ihrer Ziele und Veränderungswünsche sein?

Ziele, die soziale Beziehungen betreffen

Meinem Partner wieder mehr mitteilen, wie es mir wirklich geht, die Bindung zu meiner Schwester wieder festigen, die Nähe und den Austausch mit Freunden und Bekannten wieder suchen, meiner besten Freundin sagen, dass ich enttäuscht von ihr bin, den Kontakt zu meinem Vater wieder herstellen, den ich seit Jahren nicht mehr gesehen habe, mehr mit meinen Kinder unternehmen, den Konflikt mit meiner Schwiegermutter klären, mich von meinem Ehemann trennen, den Kontakt zu unbefriedigenden Freundschaften abbrechen, die Kollegen anrufen und fragen, was alles passiert ist, mich wieder häufiger am Stammtisch blicken lassen, mal wieder ausgiebig mit der Nachbarin Kaffee trinken …

Ziele, die Ihre körperlich-geistige Gesundheit betreffen

Autogenes Training lernen, mit regelmäßigem Joggen (Walken, Schwimmen, Rad fahren, Gymnastik …) anfangen, in die Sauna gehen, mich einer »Sportgruppe nach Krebs« anschließen, mit dem Rauchen aufhören, mich gesund ernähren, abnehmen, am Wochenende mit den Freunden wandern, einen Psychologen aufsuchen, meine Zeit besser planen, in Urlaub fahren, einen Stresskurs machen, mir ein neues Hobby suchen, mich einer Selbsthilfegruppe anschließen, mich häufiger entspannen …

Ziele, die Persönlichkeitsentwicklung und Einstellungen betreffen

Schreiben Sie Ihre Ziele auf, damit sie nicht in Vergessenheit geraten und in regelmäßigen Abständen überprüft werden können. Ziele ändern sich.

Konfliktfähiger werden, lernen, nein zu sagen und eigene Entscheidungen zu treffen, mehr nach meinen eigenen Bedürfnissen leben, mich nicht immer herumkommandieren lassen, herausfinden, warum ich mit meiner Meinung immer hinter dem Berg halte, ausgeglichener werden, an meinem niedrigen Selbstwertgefühl arbeiten, mir weniger Sorgen wegen Kleinigkeiten machen, mit faulen Kompromissen aufhören, mehr auf meine eigene Entspannung achten, neue Prioritäten in meinem Leben setzen, lernen, meine Gefühle mehr auszudrücken …

Ziele, die Ihren Beruf betreffen

Wieder arbeiten gehen, eine Berufsausbildung anfangen oder eine Umschulung, meine Arbeitsstunden reduzieren, Abendkurse belegen, eine neue Stelle finden, eine befristete Erwerbsunfähigkeits-Rente beantragen, in die Selbstständigkeit gehen, mich nicht mehr über Kollegen ärgern, eine Gehaltserhöhung aushandeln, vorzeitig in Altersrente gehen, mich im Betriebsrat engagieren …

Darauf sollten Sie achten!

Die Inhalte der Zielbereiche überschneiden sich natürlich. Mehr auf meine Entspannung achten ist ein Ziel, welches sowohl ihre persönlichen Einstellungen als auch Ihre Gesundheit betrifft. Ziele sind auch untereinander verknüpft und das Erreichen eines Zieles kann das Erreichen eines anderen verhindern: Das Ziel, den Kontakt zum Vater wieder herzustellen, würde vielleicht massive Probleme mit der verlassenen Mutter bringen und könnte so möglicherweise das Ziel, eine stabile Beziehung zu meiner Mutter haben, gefährden. Das Ziel, mit dem Biertrinken aufzuhören, kollidiert vielleicht mit dem Ziel, den Kontakt zu den Stammtischbrüdern zu pflegen. Es gibt zahlreiche weitere Faktoren, die das Setzen Ihrer Ziele beeinflussen und früher beeinflusst haben:

- Die Einstellungen Ihrer Eltern:
  »Du brauchst nicht zu studieren, du heiratest eh schnell.« – »Musiker! Das kommt gar nicht in Frage, du lernst etwas Anständiges und basta!«
- Ihre verinnerlichte Erziehung:
  »Ich traue mir das mit der Umschulung nicht zu, ich kann ja sowieso nie etwas.« – »Ich werde es nie lernen, zu anderen nein zu sagen, weil ich nicht egoistisch sein kann; das habe ich nie gelernt.«
- Finanzen:
  »Ich würde so gern diese Ausbildung machen, aber es ist einfach zu teuer.«
- Mangelnde Zeit oder Überbelastung:
  »Ich schaffe es nicht, neben Haushalt, Arbeit und Enkelkinder hüten zweimal die Woche zum Walken zu gehen und täglich Autogenes Training zu machen.«
- Beeinflussung durch Andere:
  »Wenn Sie nicht endlich aufhören zu rauchen, bekommen Sie bald einen Herzinfarkt.« – »Warum willst du denn zum Seelenklempner, du bist doch nicht verrückt?« – »Immer bist du gleich beleidigt, wenn ich dich mal kritisiere, daran solltest du wirklich arbeiten.« – »Zur Rückkehr in den Job fehlt dir einfach noch die Energie. Warte lieber ab, bis du richtig gesund bist.«
- Drohende Bestrafung:
  »Wenn du weiterhin so egoistisch bist, kannst du unsere Freundschaft vergessen.« – »Wenn du dich nicht änderst, werde ich dich verlassen.«

Eine Reihe von Faktoren beeinflussen Ihre Ziele. Setzen Sie eigene Prioritäten.

Setzen Sie Ihre eigenen Prioritäten. Die Angst, etwas zu verlieren, wenn man sich bestimmte Ziele setzt, gehört dazu. Ebenso die

Angst davor, eigene Einstellungen neu zu überdenken, neue Verhaltensweisen zu erproben, drastische Veränderungen durchzuführen, gegen den Strom zu schwimmen oder neue Aufgaben mit ungewissem Ausgang zu beginnen. Sie können sich nicht für alle möglichen Wege entscheiden und genauso wenig sich selbst alle Wünsche gleichzeitig erfüllen. Am allerwenigsten können Sie es immer allen Menschen um sich herum recht machen.

Verantwortung übernehmen

Eine eigene Lebensplanung vorzunehmen und sich Ziele zu setzen, heißt daher auch, Verantwortung für das eigene Leben zu übernehmen und selbst wirksam zu werden.

Die Phase des Zielerreichens: Wie schaffen Sie es?

Sie kennen das Phänomen, dass alljährlich Silvester stattfindet: Sie fassen gute Vorsätze (ab morgen rauche ich nicht mehr, mache täglich Gymnastik und esse nur noch gesund). Sie sind voll motiviert, halten ihre Ziele zwei Tage lang durch und hören dann auf. Was ist nur passiert? Man hatte es sich doch fest vorgenommen. Neben der Motivation und dem Bedürfnis, etwas zu ändern, müssen zusätzliche Punkte beachtet werden, damit Sie es schaffen, Ihre Ziele wirklich in die Tat umzusetzen:

Werden Sie sich Ihrer eigenen Veränderungswünsche bewusst

Machen Sie sich klar, was Sie verändern wollen.

Hier geht es um die Bedarfs- und Zielanalyse. Ziele sollten immer mit Ihren inneren Wünschen zu tun haben. Jemand, der eigentlich gar nicht motiviert ist, mit dem Rauchen aufzuhören, wird es nicht in die Tat umsetzen, egal, wie fest er es sich vorgenommen hat. Oft versucht man auch, ohne es zu merken, die Wünsche anderer zu erfüllen, die gar nicht den eigenen entsprechen (»Hör doch endlich auf zu qualmen!«). Damit das nicht passiert, gilt es als Erstes, sich über die eigenen Wünsche und Bedürfnisse Klarheit zu verschaffen.

Falls Sie keine Veränderungswünsche haben, wunderbar. Falls aber doch, so sollten Sie diese angehen: Werden Sie sich zunächst klar darüber, welche Veränderungen Sie herbeiführen wollen. Das ist harte Arbeit. Doch kein Problem, denn Sie haben diese Arbeit bereits hinter sich gebracht! Denken Sie bitte zurück an die vergangenen Kapitel: In diesen ging es um den Umgang mit den seit der Diagnose stattgefundenen und den von Ihnen erwünschten Veränderungen, um Ihren Umgang mit Leistungsfähigkeit, Zeit und Stress, den Umgang mit Ihrer Angst, mit Ihrer Lebensfreude, Entspannung und Genuss sowie Ihren Umgang mit dem Partner und den Kindern. Am Ende jeden Kapitels haben Sie Ihren eigenen Gedanken und Gefühlen hinsichtlich des besprochenen Themas nachgespürt und anschließend Ihre Veränderungswünsche unter der Überschrift »Dschungelpfade« aufgeschrieben. Schlagen Sie Ihre Notizen auf: Das ist Ihre eigene Bedarfs- und Zielanalyse! Sie kennen also bereits Ihre Ziele und somit Ihre möglichen Pfade durch den Dschungel. Bevor Sie sich jetzt überstürzt auf den Weg machen, gilt es im nächsten Schritt erst einmal, diese Ziele auf Realisierbarkeit zu überprüfen, sie zu ordnen und zu konkretisieren.

Überprüfen Sie, ob die Ziele realisierbar sind

Eine Realisierung Ihrer Vorstellungen kann außerhalb Ihrer Macht liegen, wenn nicht Ihre eigenen Handlungen zum Ziel führen, sondern nur die anderer: Ihr Ziel, die Stelle in der Gießerei zu bekommen, wird nicht zuletzt durch die Entscheidung des Chefs realisiert. Es liegt ebenso wenig in Ihrer Macht, Wünsche anderer durchzusetzen. Möchten Sie gern, dass Ihr Sohn Physiker wird, er selbst strebt aber eine Maurerlehre an, dann haben Sie schlechte Karten.

Fragen Sie sich also immer: Lässt sich das Ziel aus eigener Kraft erreichen? Falls die Antwort »ja« lautet, haben Sie gute Chancen, dass es klappt. Falls die Antwort »nein« lautet, gehen Sie einen Schritt

Trotz Fleiß manchmal keinen Preis

Vorsicht übrigens, was folgende Einstellung betrifft: Wenn ich mich nur genug anstrenge, dann funktioniert es auch. Nicht jedes Ziel ist durch eigene Anstrengung zu erreichen. Es gibt »trotz Fleiß manchmal keinen Preis«; das verschwendet Energie und frustriert. Es ist klug, von einem Ziel irgendwann abzulassen oder es abzuändern, wenn alles darauf hindeutet, dass es beim besten Willen nicht realisierbar sein wird, auch wenn Sie es sich sehnlichst wünschen.

weiter und fragen Sie sich: Wer oder was behindert mich? Ich selbst (meine Ängste, Fähigkeiten, inneren Einstellungen), andere Menschen, Zeit, mangelnde Finanzen oder drohende Konsequenzen? Wenn Sie feststellen, was Ihrer Zielerreichung im Wege steht, können Sie die Behinderung gegebenenfalls aus der Welt schaffen oder ändern! Geben Sie also ein Ziel nicht gleich auf, weil Sie es auf den ersten Blick für unrealisierbar halten. Überprüfen Sie erst, welche Umstände vorliegen müssten, damit es sich erfüllt und ob es in Ihrer Macht liegt, diese herzustellen.

Ordnen Sie Ihre Ziele nach Wichtigkeit

Wenn sich Ihre Ziele gewandelt haben, mehrere miteinander konkurrieren oder für Sie vieles gleichzeitig zur Veränderung ansteht, ist es gut, die erwünschten Ziele zu ordnen: Was liegt ganz oben in der Schublade? Schreiben Sie alles auf und ordnen Sie es nach Wichtigkeit. Diese ergibt sich daraus, wie dringend Ihr Bedürfnis ist, wie hoch Ihre Motivation und wie stark Sie die Belastung durch den jetzigen Zustand, im Sinne eines Veränderungsdrucks, empfinden.

One-step-after-the-other

Gehen Sie Schritt für Schritt vor und lösen Sie ein Problem nach dem anderen. Arbeiten Sie sich in Etappen an die Verwirklichung Ihrer Ziele heran.

Zu Deutsch: Machen Sie einen Schritt nach dem anderen. Wenn Sie 600 Probleme vor sich haben, kann das Ziel nicht darin bestehen, alle auf einmal zu lösen, sondern aus den 600 erst mal 599 zu machen. Wenn Sie sich alles auf einmal vornehmen, werden Sie schnell den Überblick verlieren, sich frustriert und überfordert fühlen und schneller aufgeben (deshalb ist das Ordnen so wichtig!). Manchmal ist auch eine Zielerreichung die Voraussetzung zur nächsten: Ich muss erst die Umschulung zur Bürokauffrau absolvieren und kann dann die ersehnte Stelle antreten. Wenn Sie in Etappen an Ihre Ziele herangehen, werden Sie anstelle endlos langer Strecken jeweils kurze Wege vor sich haben. Das Schöne daran ist auch: Da es viele kleine Ziele gibt, können Sie sich auch häufiger belohnen, wenn etwas umgesetzt wurde!

Planen Sie konkret

Ihre Ziele sollten immer so konkret wie möglich sein. Mehr Sport treiben ist als Ziel zu unkonkret; es wird beim guten Vorsatz bleiben. Besser: Ich werde jeden Freitagabend um 19 Uhr Maike im Wald zum Nordic Walken treffen. Oder: Ich werde mich bei unserem Turnverein anmelden und jeden Dienstag um 18:30 Uhr den »Gymnastikkurs ab 50 Jahren« mitmachen. Das ist konkret! Suchen Sie sich immer einen Startpunkt, an dem Sie mit der Zielerreichung beginnen: Am Samstag, dem 25. Juni, höre ich um 20 Uhr abends mit dem Rauchen auf. Polen Sie Ihre Gedanken auf die neuen Ziele und stellen Sie sich den Weg bildhaft vor: Jemand bietet mir eine Zigarette an und ich lehne sie ab. Sie können sich zudem mehrfach täglich formelhafte Sätze sagen »Ich bin rauchfrei«. Es gibt Ziele, die bereits so gestaltet sind, dass Sie sie nicht konkretisieren müssen: Am 1. Juli trete ich um 8 Uhr meine neue Arbeitsstelle an. Das ist natürlich hilfreich. Je kleiner der Spielraum ist, um auszuweichen, sich nicht überwinden zu müssen und den inneren Schweinehund (verzeihen Sie den Ausdruck) von der Kette zu lassen, desto höher steigt die Wahrscheinlichkeit, dass Sie Ihre Ziele umsetzen werden.

Fangen Sie an, es zu tun!

Fangen Sie an, die Veränderung herbeizuführen und bleiben Sie dran! Ergreifen Sie die Initiative, erproben Sie das neue Verhalten, nehmen Sie den Telefonhörer in die Hand, kommen Sie vom Sofa herunter, werden Sie aktiv. Überprüfen Sie sich selbst, achten Sie darauf, ob Ängste hochkommen, Sie in altes Fahrwasser zurückkehren oder Gefahr laufen, schwach zu werden. Holen Sie sich Hilfe, kämpfen Sie gegen Widerstände – auch die eigenen – an, akzeptieren Sie Misserfolge, machen Sie weiter und stecken Sie neue Etappen ab.

Sie müssen es tun! Darauf kommt es letzten Endes am meisten an. Denn es ist nicht der Vorsatz, der den Unterschied ausmacht, sondern die Umsetzung und das Ergebnis.

Sie haben es in der Hand!

7. Dschungelpfad-Übung

Nehmen Sie Ihr Notizheft vor und schlagen Sie die Überschrift »Dschungelpfade« auf. Betrachten Sie die Veränderungswünsche unterhalb der einzelnen Überschriften.

Ergänzen Sie Ihre Ziele um weitere, die Ihnen im Laufe dieses Kapitels eingefallen sind (fragen Sie sich: Was möchte ich noch anders haben?).

- Falls Sie die schriftliche Bedarfsanalyse am Ende der Kapitel noch gar nicht gemacht haben, so machen Sie diese doch jetzt (Sie können sich an den unter »Phase der Zielsetzung« beschriebenen Zielbereichen orientieren);

Überprüfen Sie dann jedes einzelne Ziel auf seine Realisierbarkeit.

- Stellen Sie fest, wer oder was das Erreichen der einzelnen Ziele be- oder verhindert und welche Bedingungen hilfreich wären oder vorliegen müssten, damit die Ziele zu realisieren wären

Ordnen Sie die verbliebenen Ziele nun nach Wichtigkeit.

Konkretisieren Sie die drei (höchstens sieben) wichtigsten Ziele.

... fangen Sie mit der Umsetzung an.

Carpe diem – nutze den Tag

Blättern Sie bitte noch einmal zurück und lesen Sie die Geschichte vom Zimmermann erneut. Da denkt der Zimmermann, er muss am nächsten Tag sterben und dann endet die Geschichte damit, dass er am Leben bleibt und sogar noch einen Arbeitsauftrag erhält. Die Ehefrau ist tieftraurig und fast zynisch darüber, dass angesichts des drohenden Ereignisses heiter gefeiert werden soll und kann das von ihr empfundene Schauspiel auch nicht ganz aufrecht erhalten. Der Zimmermann hingegen lässt sich trotz seiner Verzweiflung von seinem Freund überreden, sich nicht den letzten Abend im Kreise seiner Lieben kaputt zu machen. Der einzige, der die Möglichkeit in Kauf genommen hat, dass es auch ganz anders kommen kann, war der gute Freund. Er hat darauf vertraut, dass es trotz der aussichtslos erscheinenden Situation gut ausgehen kann und sah keinen Sinn darin, zu einem Zeitpunkt Trübsal zu blasen, an dem für ihn der Ausgang der Ereignisse, da dieser noch gar nicht eingetreten war, auch noch nicht feststand.

Der Zimmermann erwartet also ein negatives Ereignis und entscheidet sich dafür, die Zeit bis dahin nicht mit Kummer und Leiden zu verbringen (auch wenn sich diese nicht ganz ausschalten ließen), sondern verbringt seine scheinbar letzte Nacht vertrauensvoll.

Wie würden Sie reagieren? Mit Freunden einen schönen Abend verbringen oder sich bedrückt in eine Ecke setzen und auf das Schlimmste warten, was passieren könnte?

Im Nachhinein betrachtet, angesichts des positiven Endes der Geschichte, eine gute Entscheidung. Und wenn es doch, wie man eigentlich erwartete, schlecht ausgegangen wäre: wäre es nicht auch – oder gerade dann schöner, den letzten Abend im Kreise seiner Familie mit Tanzen, Feiern und guten Gefühlen zu begehen, wohl wissend, dass sich die Traurigkeit und Angst irgendwann von selbst in den Vordergrund schieben wird (Als Licht das Dunkel durchdrang und der Tag anbrach, wurde ein jeglicher schweigsam …)?

Überlegen Sie bitte einmal, wen in dieser Geschichte Sie selbst am ehesten darstellen. Hätten Sie eher wie der Zimmermann, seine Frau oder der Freund reagiert? Oder vielleicht ganz anders?

Diese Geschichte habe ich, wie Sie sich sicher bereits dachten, ausgewählt, weil sie ein Gleichnis zu Ihrer eigenen Situation darstellt. Wie alle Gleichnisse, ist die Geschichte natürlich übertrieben dargestellt; Sie sollen im Angesicht von Angst und Tod nicht freudig anfangen zu feiern und zu tanzen. Sie befinden sich jedoch, ähnlich wie der Zimmermann, an einem Zeitpunkt, in dem Sie vor etwas Angst haben, das noch gar nicht eingetreten ist und vielleicht niemals eintreten wird. Werde ich wieder krank oder nicht? Und falls ich wiedererkranke, könnte ich dann trotzdem wieder geheilt werden oder muss ich dann sterben? Sie wissen auch nicht, wie es weiter geht.

Lohnt sich das noch?

Manche Betroffene leben jedoch so, als wüssten Sie es bereits. Ihre Einstellung zeigt sich in Äußerungen und im Verhalten: »Mein Mann und ich standen in der Weihnachtszeit vor einem Juwelier-Schaufenster. Er fragte mich, was mir von der Auslage gefallen würde, er wolle mir ein Schmuckstück zu Weihnachten kaufen. Ich hab ihm gesagt: ›Ach Manni, lass mal. Das kann ich doch sowieso nicht mehr auftragen. Das lohnt nicht mehr‹.«

Wenn die Frau das Schmuckstück nur ein einziges Mal getragen hätte und sogar wenn Sie es kein einziges Mal getragen hätte: Allein die Freude, dieses Geschenk zu bekommen, diesen einzigartigen Moment von Glück bei der Vorstellung zu empfinden, wie schön es wäre, dieses Schmuckstück zu tragen, hätte sich »gelohnt«. Oder was meinen Sie? Die Aussage stammte übrigens von einer als geheilt entlassenen Betroffenen.

Ich erzähle Ihnen noch eine andere wahre Begebenheit. In einem Gesprächskreis mit über 15 Patienten im Alter von 55 Jahren aufwärts, sprach eine winzig kleine ältere Dame mit weißen Haaren, liebem Gesicht und Tränen in den Augen:

Martha, wir ziehen um!

»Ich bin jetzt fast 80 Jahre alt. Im vergangenen Jahr habe ich Lungenkrebs bekommen. Die Ärzte haben gesagt, sie konnten nicht alles rausoperieren. Sie haben wohl nicht viel Hoffnung. Das war eine furchtbare Nachricht für mich.« (Sie weint still und lächelt dann wieder.) »Aber an diesem Wochenende, da habe ich endlich neue Hoffnung geschöpft. Mein Mann ist zu Besuch gekommen und hat verkündet, dass er eine

Wohnung für uns gefunden hat! Seit Jahren leben wir mit der Familie meiner Tochter unter einem Dach. Es sind viele Enkelkinder da, so dass wir inzwischen auf beengtem Raum leben. Ich liebe meine Familie und meine Enkel, aber sie leben einen anderen Rhythmus als wir; es ist uns auch oft zu laut. Wir haben schon häufig davon geträumt, auszuziehen, irgendwo ganz in die Nähe in eine kleine Parterrewohnung zu ziehen, damit wir unser eigenes Reich haben. Mein Mann hat dann immer gelacht und gesagt: ›Auf unsere alten Tage.‹ Und jetzt ist er plötzlich gekommen und hat gesagt: ›Marta, wir ziehen um!‹

Ich freue mich so darauf! Ich habe meinen Mann umarmt und gedrückt und geherzt. Dieses Geschenk zu erleben gibt mir die tiefste Freude und Dankbarkeit. Seitdem geht es mir besser, ich habe dieses Ziel und das gibt mir so viel Kraft!«

Alle Betroffenen waren sprachlos angesichts der tiefen Freude und des Lebensmutes dieser alten Dame. Der Unterschied zu der erstzitierten Patientin könnte deutlicher nicht sein.

Die Einstellung darüber, wie Sie Ihr Leben bis zu dem unbekannten Zeitpunkt betrachten, gestalten und leben wollen, können Sie selbst beeinflussen. Auch wenn Sie bereits mehrfach oder schlimm wiedererkrankt sind und die Prognose ungünstig aussieht: Kein Mensch auf dieser Welt kann Ihnen sagen, wie oder wie lange es weitergehen wird!

Was bleibt, ist die Hoffnung

Das Leben ist nicht wie ein Roulettespiel, in dem die Würfel fallen und der Croupier ausruft: »Rien ne va plus« – nichts geht mehr!

Im realen Leben gibt es immer Möglichkeiten, immer Alternativen. Das können externe Alternativen sein, Verhaltenswege, die jemand geht oder Ereignisse, die plötzlich eintreten. Es können aber auch interne Alternativen sein: Wege in uns selbst, die sich plötzlich öffnen, neue Gefühle, Wünsche und Einstellungen, die in uns entstehen und heranwachsen.

Das Leben kann sich von einer Sekunde zur nächsten ändern und eine Überraschung bereithalten. Nehmen Sie sich selbst nicht den Glauben an diese Möglichkeit.

Die Autorin Kristiane Allert-Wybranietz hat geschrieben:

Ich habe solche Angst
zu sterben.
Aber damit
verhindere ich nicht
meinen Tod –
sondern behindere
mein Leben.

Vertrauen Sie darauf, das alles möglich ist, und lassen Sie nicht zu, dass Angst Ihr Leben zur Hölle macht.

Die Angst davor, dass ein schlimmes Ereignis eintritt, kann die Zeit bis zu diesem Ereignis zur Hölle auf Erden machen. Entscheiden Sie für sich selbst, ob Sie das zulassen wollen! Ihre Ängste vor Wiedererkrankung können Sie nicht wegzaubern, aber sie können lernen, mit ihnen umzugehen. Genauso können Sie eine positive Einstellung zu Ihrer Gesundung finden und darauf vertrauen, dass alles möglich ist!

Ihre Traurigkeit und Verzweiflung dürfen Sie spüren, aber diese sollten nicht Ihr Leben beherrschen, zu Isolation, Selbstaufgabe und Hoffnungslosigkeit führen, denn dann sind sie schon zu Lebzeiten buchstäblich »aus dem Leben geschieden«.

Egal, was Ihre Zukunft bringt, lassen Sie es nicht zu, dass Sie Ihnen bereits jetzt Ihr Leben kaputt macht!

Sorgen Sie für sich! Egal wie kurz oder lang Ihr Leben sein wird (und das weiß niemand auf dieser Welt), sorgen Sie dafür, dass Sie die Zeit, die Sie jetzt haben, genießen, dass Sie jeden Tag den Sie jetzt erleben, bewusst, lustvoll und glücklich leben.

Eine Planung der kommenden Zeit ist hierbei natürlich wichtig, denn diese beinhaltet Ihre Wünsche, Bedürfnisse und Hoffnungen, erbringt Ihnen die inhaltliche Ausgestaltung Ihrer Lebensziele und gibt Ihnen einen ungefähren Weg vor, den Sie beschreiten können. Aber das Allerwichtigste ist das Hier und Heute.

Denn das Leben ist jetzt!

»Sieh's doch mal so«, sagte sie.
»Du hast eine Chance, noch mal ganz
von vorn anzufangen.
Ein neuer Ort,
neue Leute,
neue Aussichten.
Klar Schiff.
Schau, wenn du neu anfängst,
kannst du tun,
was du willst.«

E. Annie Proulx, Schiffsmeldungen

Anhang

Literatur

Angehörige

Elke Freudenberg: Der Krebskranke und seine Familie, Stuttgart 1990.

Stephanie Simonton: Heilung in der Familie, Reinbek 2001.

Betroffenenberichte

Lance Armstrong: Tour des Lebens. Wie ich den Krebs besiegte, Bergisch-Gladbach 2000.

Hans Jellouschek: Bis zuletzt die Liebe, Als Paar im Schatten einer tödlichen Krankheit, Freiburg 2002.

Michael Lohmann, Andrea Jox: Das Jahr, in dem ich nur spazieren ging, Stuttgart 2000.

Ruth Picardie: Es wird mir fehlen, das Leben, Reinbek 2001.

M. Wander: Leben wär eine prima Alternative. Tagebücher und Briefe, München 1994.

Entspannungstraining

Claus Derra: Autogenes Training für zwischendurch, Stuttgart 1998.

Dietmar Ohm: Stressfrei durch Progressive Relaxation, Stuttgart 2003.

Daniel Wilk: So einfach ist Autogenes Training, Stuttgart 2000.

Gefühle

Albert Ellis: Training der Gefühle, Landsberg am Lech 2000.

Doris Wolf, Rolf Merkle: Gefühle verstehen – Probleme bewältigen, Mannheim 2001.

Für Kinder krebskranker Eltern

Steve Biddulph: Das Geheimnis glücklicher Kinder, München 2002.

Sylvia Broeckmann: Plötzlich ist alles ganz anders – wenn Eltern an Krebs erkranken, Stuttgart 2002.

Thomas Gardon: Familienkonferenz, München 1999.

Susann Krejsa: Mama hat Krebs, Stuttgart 2004.

Else Müller: Auf der Silberlichtstraße des Mondes. Autogenes Training zum Entspannen und Träumen, Frankfurt 1998.

Daniela Tausch-Flammer, Lis Bickel: Wenn Kinder nach dem Sterben fragen. Ein Begleitbuch für Kinder, Eltern und Erzieher, Freiburg 1995.

Gerhard Trabert: Als der Mond vor die Sonne trat, Heidelberg 2001.

Krebs allgemein

Hilke Stamatiadis-Smidt: Thema Krebs, Berlin, Heidelberg 1998.

Partnerschaft

Guy Bodenmann: Stress und Coping bei Paaren, Bern, Göttingen 2000.

Guy Bodenmann: Bewältigung von Stress in Partnerschaften, Bern, Göttingen 1995.

John Gray: Männer sind anders, München 2002.

Allan und Barbara Peace: Warum Männer nicht zuhören und Frauen schlecht einparken, München 2001.

Psyche und Krebs, Krankheitsbewältigung

Herbert Kappauf, Walter Gallmeier: Nach der Diagnose Krebs. Leben ist eine Alternative, Freiburg 2000.

Rolf Verres: Die Kunst zu leben, Freiburg 2003.

Sexualität

Stefan Zettl, Joachim Hartlapp: Krebs und Sexualität, St. Augustin 1996.

Bernie Zilbergeld: Die neue Sexualität der Männer, 2000.

Trauer

Doris Wolf: Einen geliebten Menschen verlieren. Vom schmerzlichen Umgang mit der Trauer, Mannheim 2002.

Broschüre

Die blauen Ratgeber. Broschüren zu unterschiedlichen Krebserkrankungen, Schmerzen, Fatgue etc., hrsg. von der Deutschen Krebshilfe.

Brustkrebs

Lilo Berg: Brustkrebs. Wissen gegen Angst, München 2002.

Hermann Delbrück: Brustkrebs, Rat und Hilfe für Betroffene und Angehörige, Stuttgart 2004.

Ursula Goldmann-Posch: Der Knoten über meinem Herzen. Brustkrebs darf kein Todesurteil sein, München 2001.

Visualisierung

O. Carl Simonton: Auf dem Wege der Besserung. Schritte zur körperlichen und spirituellen Heilung, Reinbek 2001.

O. Carl und Stephanie Simonton: Wieder gesund werden. Eine Anleitung zur Aktivierung der Selbstheilungskräfte für Krebspatienten, Reinbek 2001.

Hilfreiche Adressen und Telefonnummern

Allgemeine Beratung Krebs

Deutsche Krebsgesellschaft e. V., Hanauer Landstraße 194,
60314 Frankfurt a. M., Tel.: 0 69/6 30 09 60;
www.krebsgesellschaft.de

Deutsche Krebshilfe e. V., Thomas-Mann-Straße 40, 53111 Bonn,
Tel.: 0228/7 29 90–0; Infotelefon 0228/72 9 90–95;
www.Krebshilfe.de

Gesellschaft für Biologische Krebsabwehr e. V., Hauptstraße 44,
69117 Heidelberg, Tel.: 0 62 21/13 80 20;
E-Mail: information@biokrebs.de; www.biokrebs.de

Krebsinformationsdienst KID, Heidelberg, Tel.: 0 62 21/41 01 21
(Mo.–Fr. 8–20 Uhr);
www.krebsinformation.de
www.krebs-kompass.de
www.krebs-webweiser.de

Brustkrebs

Telefonische Brustkrebs-Hotline des Krebsinformationsdienstes,
Tel. 0 62 21/42 43 43

Fatigue

Infodienst des KID, Tel.: 0 62 21/42 43 44

Kinder

Beratungsstelle »Kinder körperlich kranker Eltern« im Uniklinikum
Hamburg-Eppendorf, Martinistraße 52, 20246 Hamburg,
Tel.: 0 40/4 28 03 (Mo.–Fr. 9–12 Uhr)

Verein »Hilfe für Kinder krebskranker Eltern e. V. in der Strahlenklinik Offenbach am Main, Starkenburgring 66, 63069 Offenbach,
Tel.: 0 69/67 72 45 04
www.kinder-krebskranker-eltern.de
www.hilfe-fuer-kinder-krebskranker.de

Psychologische Beratung

Deutsche Arbeitsgemeinschaft für Psychosoziale Onkologie (dapo e. V.), Geschäftstelle Münster, Tel.: 07 00/20 00 66 66;
E-Mail: dapo-ev@t-online.de;
www.dapo-ev.de

Psychotherapie-Informationsdienst (PID), Heilsbachstraße 22–24, 53123 Bonn, Tel.: 02 28/74 66 99;
E-Mail: pid@psychotherapiesuche.de;
www.psychotherapiesuche.de

Schmerzen

Bundesverband der Deutschen Schmerzhilfe e. V., Woldsenweg 3, 20248 Hamburg, Tel.: 0 40/46 56 46

Krebsschmerz-Informationsdienst, Tel.: 0 62 21/42 20 00 (Mo.–Fr. 12–16 Uhr)

Selbsthilfe

Bundesverband der Frauenselbsthilfe nach Krebs e. V.,
Tel.: 0 22 41/39 00 65; E-Mail: Kontakt@frauenselbsthilfe.de;
www.frauenselbsthilfe.de

Stichwortverzeichnis

UNSER LESER-SERVICE FÜR SIE

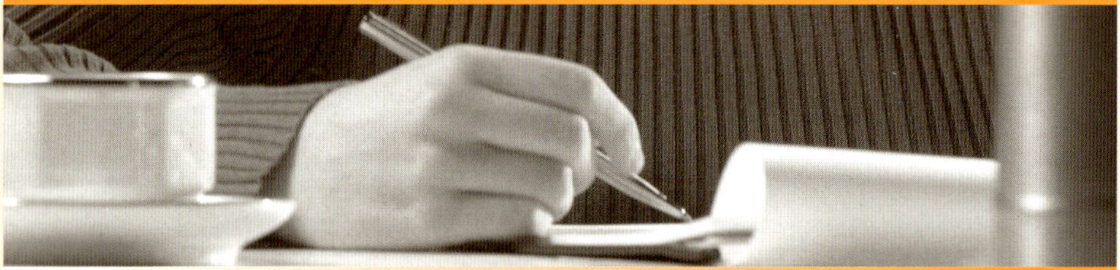

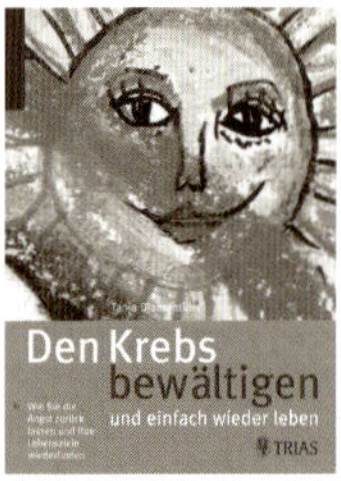

Liebe Leserin, lieber Leser,

wir freuen uns, dass wir Ihnen mit diesem Buch weiterhelfen konnten. Fragen zum Inhalt dieses Buches leiten wir gern an die Autorin oder den Autor weiter.

Auch Anregungen und Fragen zu unserem Programm wie auch Ihre Kritik sind uns herzlich willkommen!

Denn: **Ihre Meinung zählt.**
Deshalb zögern Sie nicht – schreiben Sie uns!

Ihre

Sibylle Duelli

- Adresse: Lektorat TRIAS Verlag
  Postfach 30 05 04
  70445 Stuttgart
- E-Mail Leserservice: heike.bacher@medizinverlage.de
- Fax: 0711-8931-748